PERSONAGENS OU PACIENTES? 2

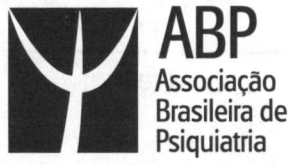

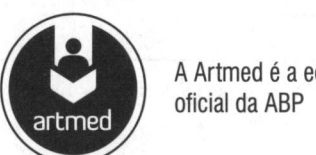

A Artmed é a editora oficial da ABP

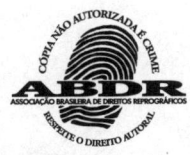 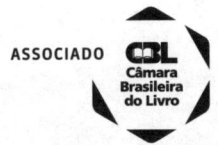

P467   Personagens ou pacientes? 2 : mais clássicos da literatura mundial para refletir sobre a natureza humana / Organizadores, Táki Athanássios Cordás, Daniel Martins de Barros, Michele de Oliveira Gonzalez. – Porto Alegre : Artmed, 2019.
        xviii, 177 p. ; 21 cm.

        ISBN 978-85-8271-551-2

    1. Psiquiatria. I. Cordás, Táki Athanássios. II. Barros, Daniel Martins de. III. Gonzalez, Michele de Oliveira.

CDU 616.89:82

Catalogação na publicação: Karin Lorien Menoncin – CRB 10/2147

Táki Athanássios Cordás
Daniel Martins de Barros
Michele de Oliveira Gonzalez
Organizadores

PERSONAGENS OU PACIENTES? 2

Mais clássicos da literatura mundial para refletir sobre a natureza humana

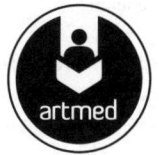

Porto Alegre
2019

© Artmed Editora Ltda., 2019

Gerente editorial: Letícia Bispo de Lima

Colaboraram nesta edição:

Coordenadora editorial: Cláudia Bittencourt
Capa: Maurício Pamplona
Preparação do original: Cristiane Marques Machado
Projeto gráfico e editoração: TIPOS – design editorial e fotografia

Reservados todos os direitos de publicação à
ARTMED EDITORA LTDA., uma empresa do GRUPO A EDUCAÇÃO S.A.
Av. Jerônimo de Ornelas, 670 – Santana
90040-340 – Porto Alegre – RS
Fone: (51) 3027-7000 Fax: (51) 3027-7070

SÃO PAULO
Rua Doutor Cesário Mota Jr., 63 – Vila Buarque
01221-020 – São Paulo – SP
Fone: (11) 3221-9033

SAC 0800 703-3444 – www.grupoa.com.br

É proibida a duplicação ou reprodução deste volume, no todo ou em parte, sob quaisquer formas ou por quaisquer meios (eletrônico, mecânico, gravação, fotocópia, distribuição na Web e outros), sem permissão expressa da Editora.

IMPRESSO NO BRASIL
PRINTED IN BRAZIL

AUTORES

Táki Athanássios Cordás (org.)
Psiquiatra. Coordenador da Assistência Clínica do Instituto de Psiquiatria do Hospital das Clínicas da Faculdade de Medicina da Universidade de São Paulo (IPq-HCFMUSP). Coordenador do Programa de Transtornos Alimentares (Ambulim) do IPq-HCFMUSP. Professor do Programa de Fisiopatologia Experimental da FMUSP, dos Programas de Pós-graduação do Departamento de Psiquiatria da USP e do Programa de Neurociências e Comportamento do Instituto de Psicologia da USP.

Daniel Martins de Barros (org.)
Psiquiatra. Professor colaborador do Departamento de Psiquiatria da FMUSP. Bacharel em Filosofia pela USP. Doutor em Ciências pela USP.

Michele de Oliveira Gonzalez (org.)
Psiquiatra. Médica colaboradora do Ambulim do IPq-HCFMUSP.

Adriana Trejger Kachani
Nutricionista. Coordenadora do Programa da Mulher Dependente Química do IPq-HCFMUSP. Especialista em Fitoterapia Integrativa em Nutrição pela Faculdade do Meio Ambiente e de Tecnologia de Negócios (Famatec). Mestra e Doutora em Ciências pela FMUSP.

Alexandre Pinto de Azevedo
Psiquiatra. Coordenador do Grupo de Estudos em Comer Compulsivo e Obesidade (Grecco) do Ambulim do IPq-HCFMUSP. Assistente do Programa de Transtorno do Sono do IPq-HCFMUSP. Supervisor da Re-

sidência Médica em Medicina do Sono do HCFMUSP. Especialista em Transtornos Alimentares e em Medicina do Sono pelo IPq-HCFMUSP. Mestre em Ciências pela FMUSP.

Alexandre Saadeh
Psiquiatra. Professor doutor da Pontifícia Universidade Católica de São Paulo (PUC-SP). Especialista em Transgeneridade pelo IPq-HCFMUSP. Mestre em Psiquiatra pela FMUSP. Doutor em Ciências pela FMUSP.

Alice Mathiason Lewi
Médica e psicóloga. Especialista em Psicoterapia Junguiana pelo Instituto Sedes Sapientiae. Membro *trainee* da Sociedade Brasileira de Psicologia Analítica (SBPA).

Alicia Weisz Cobelo
Psicóloga. Coordenadora da Equipe de Psicologia do Programa Transtornos Alimentares na Infância e Adolescência (Protad) do IPq-HCFMUSP. Especialista em Psicanálise: Terapeuta Familiar pelo Instituto Sedes Sapientiae. Mestra em Ciências pela FMUSP.

Ana Carolina Fonai
Psicóloga comportamental. Mestra em Psicologia Experimental: Análise do Comportamento pela PUC-SP.

Antonio E. Nardi
Psiquiatra. Professor titular da Faculdade de Medicina da Universidade Federal do Rio de Janeiro (UFRJ). Membro titular da Academia Nacional de Medicina.

Carolina Escalona Perroni
Psicóloga-analista do comportamento. Supervisora da Residência em Psiquiatria do HCFMUSP. Mestra em Psicologia Experimental: Análise do Comportamento pela PUC-SP.

Cybelle Weinberg
Psicanalista. Coordenadora da Clínica de Estudos e Pesquisa em Psicanálise da Anorexia e Bulimia (Ceppan). Mestra em Ciências pela FMUSP. Doutora em Psicologia Clínica pela PUC-SP.

Débora Silveira Martins Silva
Psicóloga clínica. Pós-graduada em Gestão de Pessoas pela Fundação Armando Alvares Penteado (FAAP), São José dos Campos.

Dorli Kamkhagi
Psicóloga clínica e terapeuta familiar. Professora doutora em Psicologia Clínica pela PUC-SP. Mestra em Gerontologia pela PUC-SP.

Eduardo Wagner Aratangy
Psiquiatra. Médico supervisor do IPq-HCFMUSP.

Fábio Tapia Salzano
Psiquiatra. Vice-coordenador do Ambulim do IPq-HCFMUSP. Mestre em Ciências pela FMUSP.

Felipe Corchs
Psiquiatra. Coordenador do Programa de Análise do Comportamento e Ambulatório de Vítimas de Trauma do IPq-HC FMUSP. Professor colaborador do Departamento de Psiquiatria da FMUSP.

Fellipe Augusto de Lima Souza
Psicólogo. Professor da Residência em Psiquiatria do HC Radamês Nardini, Mauá. Coordenador dos Grupos de Habilidades do Ambulim do IPq-HCFMUSP. Especialista em Transtornos Alimentares pelo Ambulim do IPq-HCFMUSP. Formação em Terapia Comportamental Dialética pelo Behavioral Tech.

Fernanda Ferla Guilhermano
Médica.

Francy Ribeiro Moreira
Psicóloga. Especialista em Psicanálise pelo Instituto Sedes Sapientiae. Mestra em Psicologia Clínica pela Universidade Estadual Paulista (Unesp).

Guilherme Spadini
Psiquiatra e psicoterapeuta psicodramatista. Médico do Grupo de Apoio Psicológico ao Aluno (Grapal) da FMUSP. Professor da The School of Life Brasil – Escola de Filosofia. Mestre em Ciências pela USP.

Helio Elkis
Psiquiatra. Mestre, Doutor e Livre-docente em Psiquiatria pela FMUSP. Pós-doutorado na Case Western Reserve University, Cleveland, Estados Unidos.

Jose Antonio Soares
Psicólogo clínico. Especialista em Luto e Teoria do Apego pelo Instituto 4 Estações e em Mentalization Based Therapy (MBT) pelo Anna Freud Center. Mestre em Performing Arts pelo Royal Academy of London.

Jose Carlos Appolinario
Psiquiatra. Coordenador do Grupo de Obesidade e Transtornos Alimentares (Gota) e do Ambulatório de Depressão Resistente do Instituto de Psiquiatria da UFRJ. Professor do Programa de Pós-graduação do Instituto de Psiquiatria da UFRJ. Especialista em Psiquiatria pela UFRJ. Doutor em Ciências da Saúde pelo Instituto de Psiquiatria da UFRJ.

José Paulo Fiks
Psiquiatra. Professor afiliado do Departamento de Psiquiatria da Universidade Federal de São Paulo (Unifesp). Mestre em Comunicação e Semiótica pela PUC-SP. Doutor em Comunicação pela Escola de Comunicação e Marketing (ECA) da USP.

Luis Pereira Justo
Psiquiatra do Ambulatório de Saúde Integral para Travestis e Transexuais do Centro de Referência e Treinamento para o Tratamento da Aids da Secretaria da Saúde do Governo do Estado de São Paulo. Especialista em Psiquiatria pela UFRJ. Mestre em Ciências pela Unifesp.

Luis Souza Motta
Psiquiatra e preceptor do Serviço de Residência em Psiquiatria do Hospital São Lucas (HSL) da PUCRS. Pesquisador na Seção de Afeto Negativo e Processos Sociais do Hospital de Clínicas de Porto Alegre (HCPA) da Universidade Federal do Rio Grande do Sul (UFRGS).

Luiz Gustavo Guilhermano
Psiquiatra. Professor assistente da Escola de Medicina da PUCRS. Professor de Psicofarmacologia do Curso de Psicologia da PUCRS. Mestre

em Farmacologia pela UFCSPA. Membro titular da Associação Brasileira de Psiquiatria (ABP).

Lydia Masako Ferreira
Professora titular da Disciplina Cirurgia Plástica da Unifesp. Coordenadora do Programa de Pós-graduação em Cirurgia Translacional da Unifesp. Pesquisadora CNPq 1A. Pós-doutorado na University of California, Estados Unidos.

Maria Fernanda Faria Achá
Psicóloga e neuropsicóloga. Mestra em Ciências pela USP.

Maria José Azevedo de Brito
Psicóloga clínica. Professora afiliada da Unifesp. Professora orientadora do Mestrado Profissional da Universidade do Vale do Sapucaí (Univás). Especialista em Psicanálise Lacaniana pela USP. Mestra em Ciências pela Unifesp. Pós-doutorado em Ciências na Unifesp.

Orestes V. Forlenza
Psiquiatra. Professor associado (Livre-docente) do Departamento de Psiquiatria da FMUSP. Especialista em Psiquiatria Geriátrica pela University of London, Inglaterra. Mestre e Doutor pelo Programa de Pós-graduação em Psiquiatria da FMUSP.

Pedro Gomes Penteado Rosa
Psiquiatra. Médico do corpo clínico do Hospital Israelita Albert Einstein (HIAE), do Hospital Sírio Libanês (HSL) e do Hospital do Coração (HCor). Pesquisador do Laboratório de Neuroimagem em Psiquiatria (LIM-21) da FMUSP. Doutorando em Psiquiatria na FMUSP.

Raphael Cangelli Filho
Psicólogo clínico. Professor supervisor de Estágio Clínico do Curso de Psicologia da Universidade São Judas Tadeu, São Paulo. Coordenador da Equipe de Psicologia do Ambulim do IPq-HCFMUSP. Especialista em Terapia Cognitiva pela Universidade de Belgrano, Argentina. Mestre em Psicologia Clínica pela PUCSP.

Roberta Catanzaro Perosa
Psiquiatra colaboradora do Ambulim do IPq-HCFMUSP. Médica assistente e preceptora da Residência Médica de Psiquiatria do Hospital do Servidor Público Estadual (HSPE).

Sofia Barbieri de Senço
Psiquiatra. Médica colaboradora do Ambulim do IPq-HCFMUSP.

Stephanie I. Rigobello
Psicóloga clínica. Colaboradora do Programa de Transtorno Explosivo Intermitente do Ambulatório Integrado dos Transtornos do Impulso (Pro-Amiti) do IPq-HCFMUSP.

Tatiana Dalpasquale Ramos
Psicóloga e psicanalista. Mestra em Ciências: Cirurgia Translacional pela Unifesp. Doutoranda em Psicanálise, Saúde e Sociedade na Universidade Veiga de Almeida (UVA).

Valeska Bassan Magaldi
Psicóloga. Membro da equipe multidisciplinar do Ambulim do IPq-HCFMUSP. Aprimoranda em Transtornos Alimentares no Ambulim do IPq-HCFMUSP. Especialista em Psicossomática pelo Instituto Sedes Sapientiae.

Zacaria Borge Ali Ramadam
Psiquiatra. Professor adjunto de Psiquiatria da FMUSP. Professor sênior e professor associado do Departamento de Psiquiatria da FMUSP. Doutor e Livre-docente pela USP.

Aos meus filhos, Lucas, Melina e Katherina,
pelo amor constante e generoso.
TÁKI

Para minha esposa, Danielle, e meus filhos,
Arthur e Bárbara. Obrigado por generosamente
me dividirem com tantas coisas.
DANIEL

À minha família, pelo afeto e apoio incondicional.
Ao meu sobrinho Enrico, que me ensina tanto
sobre amar. Amo vocês.
MICHELE

APRESENTAÇÃO

A arte tem o poder de alçar o espírito humano, levando-nos aos mais altos patamares da existência. Sejam as artes clássicas, como música, pintura, escultura, ou artes mais atuais, como cinema ou quadrinhos, quando entramos em contato com elas tocamos os pontos mais elevados que o espírito humano já alcançou sem tirar os pés da Terra.

Cada modalidade artística tem suas particularidades, dadas suas formas de construção e fruição. Desse ponto de vista, a literatura – tema central deste livro – apresenta características únicas. A ausência de imagens visuais, o silêncio que cerca escrita e leitura, a quase reclusão em que mergulha o leitor, o esforço do escritor em traduzir o mundo e suas experiências em palavras e o esforço do leitor no sentido inverso – traduzir aquelas palavras na representação mental de uma realidade – dão à literatura um poder ímpar de alcançar tanto as emoções como o intelecto, marcando-nos a alma.

Em seu livro *Cartas de um diabo a seu aprendiz*, o escritor C. S. Lewis ilustra muito bem esse poder dos livros. Um demônio sênior conta ao seu pupilo como a leitura fez com que um humano sob sua responsabilidade elevasse seu espírito a ponto de quase perdê-lo para as coisas do alto. Escreve ele ao diabo aluno:

> Certa vez tive um paciente, um ateu convicto, que tinha o hábito de ler no Museu Britânico. Certo dia, enquanto lia, vi que em sua mente um pensamento tentava levá-lo para o caminho errado. O Inimigo, é claro, estava ao seu lado nesse momento. Num piscar de olhos, vi todo o trabalho que me tomou vinte anos começar a ruir. Se tivesse perdido a cabeça e tentado ganhar pela argumentação, talvez tivesse sido derrotado. Mas não fui tão estúpido. Imediatamente ataquei

a parte do homem que melhor controlava – sugeri que já estava na hora de almoçar. [...] Mal chegou à rua, venci a batalha. Mostrei-lhe um menino que vendia jornais gritando a manchete do dia, um ônibus de número 73 passando e, antes mesmo que ele chegasse ao fim da escada, eu o fiz ter a inabalável convicção de que, quaisquer que sejam as ideias malucas capazes de ocorrer a um homem rodeado de livros, uma dose saudável da "vida real" (ou seja, o ônibus, o garotinho jornaleiro) já é suficiente para mostrar-lhe que esse tipo de coisa simplesmente não poderia ser verdade.

As "ideias malucas" que nos surgem quando abrimos um livro são tudo, menos mundanas. Podem se referir a qualquer coisa – de brigas domésticas à coleta de lixo urbana, da salvação da alma à vida em outros planetas –, mas, mesmo quando se voltam para a "vida real", ela não se limita à descrição comezinha dos fatos, aos comentários fugazes, à fofoca. Ela nos liga a outras vidas, ampliando nossa compreensão do outro. E isso não é apenas uma licença poética – de fato, no início do século XXI estudos começaram a comprovar que ler romances aumenta a capacidade de empatia dos leitores. Tornamo-nos mais capazes de compartilhar os sentimentos alheios, conectarmo-nos com os outros, na medida em que ampliamos nossas vivências por meio da leitura.

Acreditamos, então, que está mais do que justificado um novo *Personagens ou pacientes*, com "mais clássicos da literatura mundial para refletir sobre a natureza humana". Se os livros clássicos ajudam o leitor em geral a entender melhor seus semelhantes, no caso dos profissionais da saúde mental, bem como daqueles que querem se aprofundar na compreensão da alma humana, travar contato com literatura de qualidade torna-se praticamente uma obrigação. O desenvolvimento da empatia, o aprofundamento do senso de humanidade, o afinamento da escuta, são características fundamentais desses profissionais que a literatura ajuda a desenvolver.

Esperamos, assim, que as reflexões sobre grandes obras da literatura mundial oferecidas, generosamente elaboradas por um mais do que qualificado time de colaboradores, despertem nos leitores o desejo de ir além, buscando as obras originais e mergulhando em suas páginas.

Sua alma – e a de seus pacientes – agradece.

OS ORGANIZADORES

SUMÁRIO

1. OS CADERNOS DE MAYA, DE ISABEL ALLENDE — 19
Maria Fernanda Faria Achá

2. EICHMANN EM JERUSALÉM, DE HANNAH ARENDT — 23
José Paulo Fiks

3. O ALIENISTA, DE MACHADO DE ASSIS — 26
Roberta Catanzaro Perosa, Táki Athanássios Cordás

4. A FESTA DE BABETTE, DE KAREN BLIXEN — 32
Adriana Trejger Kachani

5. ALICE NO PAÍS DAS MARAVILHAS, DE LEWIS CARROLL — 37
Antonio E. Nardi, Michele de Oliveira Gonzalez

6. NOITES FELINAS, DE CYRIL COLLARD — 42
Alexandre Saadeh, Táki Athanássios Cordás

7. O PERSEGUIDOR, DE JULIO FLORENCIO CORTÁZAR — 46
Daniel Martins de Barros

8. UMA HISTÓRIA SEM NOME, DE JULES AMÉDÉE BARBEY D'AUREVILLY — 49
Cybelle Weinberg

9. HOMER E LANGLEY, DE EDGAR LAWRENCE DOCTOROW — 52
Daniel Martins de Barros

10   O DUPLO, DE FIÓDOR MIKHAILOVITCH DOSTOIÉVSKI   **56**
Helio Elkis, Michele de Oliveira Gonzalez

11   OS IRMÃOS KARAMAZOV, DE FIÓDOR MIKHAILOVITCH
DOSTOIÉVSKI   **60**
Alicia Weisz Cobelo, Táki Athanássios Cordás

12   SHERLOCK HOLMES, DE CONAN DOYLE   **64**
Eduardo Wagner Aratangy, Táki Athanássios Cordás

13   O DIÁRIO DE ANNE FRANK, DE ANNELIES MARIE FRANK   **73**
Stephanie I. Rigobello, Táki Athanássios Cordás

14   NEUTRALIDADE SUSPEITA, DE JEAN-PIERRE GATTÉGNO   **79**
Valeska Bassan Magaldi, Raphael Cangelli Filho

15   NEUROMANCER, DE WILLIAM GIBSON   **82**
Guilherme Spadini

16   OS DEMÔNIOS DE LOUDUN, DE ALDOUS HUXLEY   **86**
Zacaria Borge Ali Ramadam, Michele de Oliveira Gonzalez

17   NOTURNO, DE KAZUO ISHIGURO   **91**
Francy Ribeiro Moreira

18   A INSUSTENTÁVEL LEVEZA DO SER, DE MILAN KUNDERA   **95**
Felipe Corchs, Ana Carolina Fonai, Carolina Escalona Perroni

19   AS BRASAS, DE SÁNDOR MÁRAI   **103**
Orestes V. Forlenza, Dorli Kamkhagi, Alice Mathiason Lewi,
Débora Silveira Martins Silva, Táki Athanássios Cordás

20   O LEGADO DE EZSTER, DE SÁNDOR MÁRAI   **107**
Luis Pereira Justo, Táki Athanássios Cordás

21   JOGO DOS TRONOS: UMA CANÇÃO DE GELO E FOGO,
DE GEORGE R. R. MARTIN   **114**
Pedro Gomes Penteado Rosa, Sofia Barbieri de Senço

22 CONFISSÕES DE UMA MÁSCARA, DE YUKIO MISHIMA 118
    Fábio Tapia Salzano, Táki Athanássios Cordás

23 EXTRAORDINÁRIO, DE RAQUEL JARAMILLO PALACIO 126
    Fellipe Augusto de Lima Souza

24 HISTÓRIA DO CABELO, DE ALAN PAULS 130
    Maria José Azevedo de Brito, Táki Athanássios Cordás,
    Tatiana Dalpasquale Ramos, Lydia Masako Ferreira

25 NO CAMINHO DE SWANN, DE MARCEL PROUST 136
    Jose Carlos Appolinario

26 NÃO SE PODE AMAR E SER FELIZ AO MESMO TEMPO,
    DE NELSON RODRIGUES 139
    Alexandre Saadeh, Michele de Oliveira Gonzalez

27 O MURO, DE JEAN-PAUL SARTRE 143
    Michele de Oliveira Gonzalez, Táki Athanássios Cordás

28 GRANDES SÍMIOS, DE WILL SELF 147
    Guilherme Spadini

29 OTELO, O MOURO DE VENEZA,
    DE WILLIAM SHAKESPEARE 150
    Zacaria Borge Ali Ramadam, Michele de Oliveira Gonzalez

30 RICARDO III, DE WILLIAM SHAKESPEARE 154
    Alexandre Pinto de Azevedo

31 DRÁCULA, DE BRAM STOKER 159
    Jose Antonio Soares, Michele de Oliveira Gonzalez

32 A CONSCIÊNCIA DE ZENO, DE ITALO SVEVO 166
    Guilherme Spadini, Daniel Martins de Barros

33 UM CERTO CAPITÃO RODRIGO, DE ERICO VERISSIMO 169
Fernanda Ferla Guilhermano, Luis Souza Motta,
Luiz Gustavo Guilhermano

1
OS CADERNOS DE MAYA
de ISABEL ALLENDE

Maria Fernanda Faria Achá

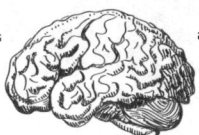

Isabel Allende nasceu no Peru, filha de Francisca Llona e Tomás Allende (primo em primeiro grau de Salvador Allende, importante figura política, que foi o primeiro presidente da república marxista eleito em regime democrático na América). Após a separação dos pais, Isabel mudou-se com sua mãe e seus irmãos para Santiago do Chile, cidade onde foi criada. Mãe de três filhos, foi uma das fundadoras da primeira revista feminista do Chile, chamada *Paula* – uma homenagem a sua filha primogênita. Desenvolveu trabalhos na televisão e começou a se destacar como escritora com contos infantis e humorísticos. Seu principal trabalho, intitulado *A casa dos espíritos*, teve origem com uma carta que redigiu ao seu avô que estava no leito de morte. Essa obra alcançou grande sucesso, ganhando espaço nos palcos de teatro em Londres e sendo adaptada para o cinema em um filme protagonizado por estrelas como Winona Ryder, Meryl Streep e Antonio Banderas. Além disso, *A casa dos espíritos* recebeu inúmeras premiações, tendo sido considerado pelo *The Times* (Londres) um dos 60 melhores livros dos últimos 60 anos.

Sempre muito ligada a causas políticas e sociais, de 1959 a 1965, Isabel trabalhou junto à Organização das Nações Unidas (ONU) para a Agricultura e Alimentação. Em 1996, quatro anos após o falecimento de Paula – vítima de porfiria –, inaugurou a Fundação Isabel Allende; em homenagem à filha, a fundação dedica-se a "apoiar programas que promovem e preservam os direitos fundamentais das mulheres e crianças a fim de serem protegidas e fortalecidas". Isabel recebeu diversos prêmios, entre eles Prêmio Dorothy and Lilian Gish, Prêmio Interamericano de Cultura Gabriel Mistral, Hubert Howe Bancroft, Prêmio Nacional de Literatura. Foi, ainda, nomeada Embaixadora do Bicentenário de Hans Christian Andersen e Membro da Mesa Diretiva do Instituto Cervantes, além de ter recebido títulos de doutora *honoris causa* por diversas universidades, como Harvard e São Francisco.

POR QUE LER?

Os cadernos de Maya é uma obra literária escrita em primeira pessoa pela personagem principal do livro, Maya, uma jovem de 19 anos, filha de uma dinamarquesa e de um piloto de avião chileno, que sempre foram muito ausentes em sua vida e em sua educação. Ela é criada em Berkeley pela avó paterna, Nini, e seu marido, Popo, por quem Maya tem profunda admiração e encanto. Como forma de compensar a ausência dos pais, seus avós a criam rodeada de mimos, proporcionando-lhe sempre uma vida equilibrada e dentro dos parâmetros da normalidade de uma família.

Inicialmente, já sabemos que Maya está exilada em uma pequena ilha no Chile; porém, os motivos que a levaram até lá e a razão pela qual ela é procurada pelo FBI são contados pela personagem em forma de memória, misturados com uma narrativa no presente. A autora, assim, vai revelando a história de vida de Maya e seus parentes, de forma que podemos, aos poucos, compreender os motivos que a levaram até a ilha. Maya relata as características que recorda de seu pai, um "homem rígido, pouco afetuoso e com traços indianos", e a imagem que tem construída de sua mãe, de uma mulher distinta e educada "como uma princesa".

A diferença cultural é um dos pontos marcantes de toda a história; Maya relata em detalhes a cultura de sua cidade de origem, Berkeley, assim como de Chiloé, a ilha na qual ela se encontra refugiada. Por vezes, também sinaliza a diferença de raça entre os norte e os sul-americanos, especialmente em suas vestes, traços e características faciais e costumes. Isabel Allende é muito perspicaz nesse aspecto e consegue passar uma ideia tão real dos lugares descritos que, por vezes, durante a leitura, o leitor consegue se "transportar" para o local.

Maya segue sua história contando como foi crescer com a ausência dos pais, porém cercada de muito carinho, amor e mimos de seus avós (ela se refere a Popo – marido de sua avó – como avô). São muitas as lembranças que relata das memórias do que aprendeu com ele sobre astronomia e como o espírito guerreiro e revolucionário de sua avó, que luta incessantemente pela liberdade de seu país, o Chile, proporcionou-lhe uma visão ampla e argumentativa sobre o mundo e suas formas de governo. Pode-se dizer que a história tem "início" com um momento extremamente trágico para a pequena família, o falecimento de Popo. Nini cai em depressão profunda, deixa de se cuidar, perde a vontade de lutar por seus ideais e o interesse por atividades de lazer e, sem perceber, abandona a neta com seu próprio sofrimento. Ao ver-se sozinha no mundo, uma vez que o avô era uma grande referência para ela, e com sua avó tomada pela depressão e entregue à tristeza e à solidão, Maya adota, em plena adolescência, comportamentos esperados para a idade – sobretudo diante desse contexto: substitui amigos, deixa de frequentar as aulas na escola, muda a forma de se vestir, envolve-se com álcool e drogas e passa a apresentar comportamentos promíscuos.

Um dia, ao perceber o que está acontecendo, Nini tenta retomar as rédeas da vida de sua neta, ainda adolescente e menor de idade, mas se vê sem saída e sem forças para lutar, fato que a leva a internar Maya em um centro de reabilitação em Oregon. Não tarda muito para Maya se rebelar e fugir do local, pegando carona na carroceria de um caminhão com destino a Las Vegas. Na cidade, conhecida como cidade do pecado, Maya conhece o pior lado do submundo das drogas, envolve-se com tráfico, prostituição e falsificação de dinheiro, até o momento em que um dos líderes do tráfico é morto por um de seus comparsas e todos os que faziam parte do grupo veem-se ameaçados. Maya passa, então, a viver na rua, viciada e mendigando comida. Como é a única que sabe do esconderijo de uma máquina falsificadora de dinheiro, Maya logo passa a ser objeto de obsessão de todos os que estavam envolvidos no esquema, desde outros traficantes até a polícia.

Um dia, é acolhida por uma missionária, que a leva para um abrigo, oferecendo-lhe comida, banho quente e roupas novas. Essa missionária faz contato com Nini, indicando-lhe o paradeiro da menina. Nini, ao inteirar-se de toda a situação, pede ajuda a um amigo chileno que a auxilia no plano de destruição da máquina e também na "fuga" de Maya para o Chile. Essa foi a alternativa da avó para que a menina ficasse protegida até que a investigação se findasse ou "as coisas se acalmassem".

A adolescência é, de fato, uma fase muito delicada e permeada de muitas mudanças e transformações, tanto corporais como emocionais, psicológicas e sociais. Acontecimentos fatídicos e/ou trágicos nessa época da vida podem repercutir de forma negativa na visão que o adolescente tem de si e do mundo, e contribuem consideravelmente para que tome decisões errôneas ou que não favoreçam sua saúde e bem-estar, como o uso de álcool e drogas, comportamentos promíscuos e delinquentes, os quais também são vistos por profissionais e educadores como forma de reação do adolescente ao "mal" que o mundo lhe causou e um modo de chamar a atenção para o que está lhe faltando naquele momento.

Em *Os cadernos de Maya*, Allende retrata de forma clara o modo como um adolescente pode encarar as adversidades da vida, especialmente se a rede de apoio familiar e social for escassa. Nota-se que, em nenhum momento, há justificativa do comportamento adotado pela adolescente e sua história de vida, pois, por mais que tivesse sido abandonada pelos pais, Maya sempre contou com um lar muito acolhedor, estabeleceu vínculos fortes e verdadeiros com parentes próximos e aprendeu, com os avós, valores de vida. No entanto, isso não foi suficiente para protegê-la de suas fraquezas e conflitos pessoais, sutilmente expostos ao longo do texto.

Embora Maya tivesse recursos prévios que poderiam tê-la ajudado a enfrentar um momento tão marcante da vida, como educação familiar e escolar, rede social ajustada, vínculos afetivos e recursos sociais, estes não se mostraram suficientes quando necessários, o que chama a atenção para o fato de que o uso de álcool e drogas e o envolvimento dos adolescentes com a criminalidade não está associado a um único fator, sendo uma junção de eventos externos e internos que, quando mal conduzidos e amparados, podem ecoar em histórias trágicas, como a relatada no livro.

2
EICHMANN EM JERUSALÉM
de HANNAH ARENDT

José Paulo Fiks

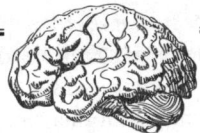

Alemã nascida em 1906 na cidade de Linden, Alemanha, e criada como judia, embora sem apego aos rituais religiosos, Hannah Arendt sempre foi marcada pela língua alemã. Sua educação pregou o pluralismo de pensamento, o que a tornou profundamente democrática. Apesar das influências dos gregos e, especialmente, de Kant e Kierkegaard em sua juventude intelectual, Arendt teve outras duas grandes marcas em seu futuro como autora: o filósofo Martin Heidegger e o psiquiatra Karl Jaspers. Com Heidegger, de quem foi aluna, manteve um longo e criticado (Heidegger aderira ao nazismo) relacionamento amoroso. Mesmo casada por duas vezes, Heidegger, 17 anos mais velho, sempre foi sua referência de figura masculina. De Jaspers – um crítico do nazismo de primeira hora – foi amiga e orientanda de doutorado (sobre o conceito de amor em Santo Agostinho), mantendo com ele uma longa correspondência. Arendt foi presa em 1933 no início da perseguição nazista. Conseguiu escapar e fugir para a França. Em 1941, obteve refúgio nos Estados Unidos, onde viveu até 1975, ano de sua morte em Nova York.

Suas obras mais conhecidas foram publicadas a partir da década de 1950, e nelas tratou dos conceitos de totalitarismo (comparando o nazismo ao stalinismo) e o que chamou de *A condição humana* (ressaltando as ideias de sobrevivência biológica, trabalho e política). Na década de 1960, escreveu *Sobre a revolução*, comparando a Revolução Francesa à

Revolução Americana, lembrando que instituições pós-revolucionárias só preservam a liberdade quando interiorizam a ideia de revolução e assim interrompem a violência.

POR QUE LER?

Lançado em 1963, o livro *Eichmann em Jerusalém: um relato sobre a banalidade do mal* foi um divisor de águas na carreira da pensadora (como gostava de ser chamada) Hannah Arendt. Adolf Eichmann, um dos arquitetos da "solução final" – o extermínio em forma "industrial" de judeus durante a Segunda Guerra Mundial –, estava foragido, desde o fim da guerra, na Argentina, onde foi capturado por um comando israelense em 1960.

O julgamento de Eichmann, em 1961, na cidade de Jerusalém, foi avaliado como um dos maiores eventos de mídia da época. Foi televisionado e assistido em capítulos, como se fosse um seriado. Arendt estava lá pela revista *New Yorker*, que publicou seu testemunho dividido em cinco edições. Condensando esses textos em um livro, Arendt chocou seus colegas intelectuais e, sobretudo, a comunidade judaica, que rechaçou sua interpretação, quando propôs que Eichmann não passava de um burocrata medíocre, cumpridor de ordens, limitado intelectualmente e que nada tinha de monstro ou arquiteto do mal. Mais ainda: Arendt denunciou pela primeira vez a cumplicidade das lideranças judaicas com os nazistas. Segundo a autora, se judeus fossem menos guiados por seus representantes, haveria menos mortes; eles poderiam ter resistido à deportação e ao extermínio.

O livro, muito além do testemunho do julgamento do nazista, é um vasto panorama histórico do extermínio judaico na Europa durante a Segunda Guerra Mundial. É em *Eichmann em Jerusalém* que a pensadora constrói a ideia de "banalidade do mal". O mal, conceito que tem como representante máximo a ideia do extermínio de um humano por outro, pode ser burocratizado em forma de lei e ter, assim, servidores públicos submetidos à máquina burocrática de sua execução. Eichmann teria sido um desses burocratas.

Arendt denunciou o julgamento do "carrasco" nazista como um puro evento de televisão e afirmou que o mundo, após a Segunda Guerra Mundial, ainda precisava de uma grande catarse. O julgamento de Eichmann seria uma oportunidade única e substituta do que não conseguiram fazer com Hitler: um grande júri em "praça pública", resultando em pena de morte. Eichmann foi enforcado logo em seguida.

Nesse complexo texto que mistura jornalismo com filosofia, Arendt pôde finalmente articular seu pensamento cuidadosamente construído por quase quatro décadas sobre o que chamava de "a condição humana". Marcada pela experiência de guerra, mas com propostas definitivamente esperançosas, a pensadora aceitou o debate público e também se transformou em um fenômeno de mídia, muito além de seu trabalho acadêmico que nunca cessou.

A maldade pode ser entendida como o ato da sobrevivência, com base na ideia de algo destruído no outro. Despreza o conceito do humano como civilização, como convívio. Na psicopatologia, o mal costuma ser um tema atrelado aos transtornos da personalidade. Segundo o conceito de Hannah Arendt, o mal estaria no limite da formulação de uma patologia. Afinal, doentes se inscrevem no que entendemos como civilização, de tratamento do patológico para o convívio em sociedade. O mal está ligado à barbárie, à destruição do humano. Pode ser considerado algo do campo patológico?

O portador do transtorno da personalidade antissocial, tal como proposto nos códigos nosográficos psiquiátricos, tem um registro especial nesse campo dicotômico entre o perverso (aquele que despreza a lei, embora a conheça) e o bárbaro (mal). Assim, a leitura de Arendt impõe ao psiquiatra uma profunda reflexão. O antissocial como patologia é tratável. E o mal? Seria intratável?

Em sua gigantesca obra, Hannah Arendt forneceu subsídios de vários conceitos para a psiquiatria. Arendt é conhecida sobretudo por seu trabalho sobre a violência, fundamental para o entendimento das repercussões de eventos traumáticos sobre o psiquismo. Já para a questão da concepção de doença mental, Arendt também contribuiu de modo involuntário. A pensadora escreveu sobre a ideia de liberdade, tão cara às definições sobre o adoecimento psíquico. E mais ainda: para o terreno da depressão, contribuiu profundamente com seu ponto de vista sobre a felicidade. Nossa qualidade como humano não é algo natural, uma dádiva, mas uma aquisição. Assim, a felicidade seria uma conquista. Mas esses são temas para outras conversas...

3

O ALIENISTA
de MACHADO DE ASSIS

Roberta Catanzaro Perosa
Táki Athanássios Cordás

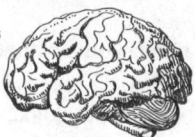

Joaquim Maria Machado de Assis é um dos principais nomes do Realismo no Brasil, corrente literária inaugurada em 1881, com sua obra: *Memórias póstumas de Brás Cubas*.

Nascido em 21 de junho de 1839, no Morro do Livramento, Rio de Janeiro, era filho de um pintor mulato e de uma lavadeira açoriana. Viveu seus primeiros anos em uma das casas humildes que constituíam a Chácara de Dona Maria José Mendonça Barroso, viúva de um senador e sua madrinha.

Já na infância, revelou uma saúde frágil: epilepsia e gaguez, que o acompanharam por toda a vida e lhe conferiram um temperamento tímido e reservado. Perdeu a mãe muito cedo; seu pai casou-se novamente com uma doceira mulata e, tempos depois, veio a falecer, o que fez com que Machado passasse a vender doces pelas ruas de São Cristóvão, bairro onde residia à época, para ajudar no orçamento doméstico. Machado, um menino mulato, em uma sociedade ainda escravocrata, pobre, gago, epiléptico e de pouca instrução formal, apresentava todos os requisitos para o fracasso. No entanto, por meio de seu esforço (era um autodidata), aproveitou seus estudos iniciais em escola pública e as aulas de francês e latim, que recebeu de um padre amigo, para construir sua vasta cultura.

Aos 16 anos, ingressou como tipógrafo aprendiz na Imprensa Nacional. Porém, o responsável pelo setor fez várias reclamações de Machado ao diretor, o Sr. Manuel Antônio de Almeida – autor de *Memórias de um sargento de milícias* –, e este quis conhecê-lo. Surgiu aí uma amizade que em muito auxiliaria Machado no mundo literário. Aos 18 anos, publicou seu primeiro poema "Ela", na revista *A marmota*. A partir daí, sempre ligado aos círculos literários e jornalísticos, viu sua atividade como ficcionista alçar voo. Como servidor público, atingiu o ponto máximo almejado por um funcionário de carreira: diretor geral do Ministério da Viação.

Aos 30 anos, casou-se com Carolina Augusta Xavier de Novais, culta senhora portuguesa e irmã de um de seus amigos de seu grupo literário.

Machado faleceu em 29 de setembro de 1908, quatro anos após a morte de sua amada esposa, a quem dedicou um dos sonetos mais lidos da língua portuguesa, "A Carolina".

Sem dúvida, foi ele que elevou a prosa brasileira ao nível das melhores escritas no mundo em sua época. Sua obra não visa apenas a diversão ou a afirmação de valores morais, objetiva, antes de tudo, a investigação do espírito humano, universal, sem, contudo, afastar-se da realidade nacional. O texto machadiano antecipa procedimentos modernistas e descobertas psicológicas, evidenciando as mazelas humanas de forma ácida e irônica.

Apesar de ser considerado o maior nome do Realismo brasileiro, Machado valeu-se de alguns processos contrários àqueles elaborados pelos narradores realistas europeus: fundiu objetividade e subjetividade, usou uma linguagem elíptica e tornou o narrador uma presença constante em seus livros. Sua obra é dividida em duas fases; na primeira, vemos textos ainda comprometidos com os ideais românticos, a exemplo de *Iaiá Garcia*; na segunda, conhecemos as verdadeiras obras-primas do romancista, nas quais desenvolve temáticas como a do adultério, do parasitismo social, do tênue limite entre a razão e a loucura, da hipocrisia, da ambiguidade das mulheres, do egoísmo, da vaidade.

O Realismo vem fazer oposição ao Romantismo, valorizando a objetividade e o cientificismo; além disso, rompe com a visão idealizada do herói romântico, do bom, do nobre, do perfeito, e traz a realidade "nua e crua" das pessoas que compõem uma sociedade em seu cotidiano. As personagens são retratadas como são na vida real, com seus defeitos, qualidades, mazelas, dores, angústias... Eis que as críticas sociais e as análises individuais e coletivas se tornam mais explícitas. Ao usar sempre a objetividade na descrição e o cientificismo, o Realismo lança mão de um humor áspero, não tão sutil e implacável para "criticar" a sociedade de seu tempo.

No Brasil, ao contrário do que ocorreu em Portugal e na França, o Realismo só se expressou na prosa (contos e novelas) e não na poesia.

Machado foi genial em tudo o que escreveu. Como um bom "observador" de pessoas e de si próprio, procurou retratar com muita fidelidade o que via, mas não se isentou de criticar aquilo sobre o que escrevia. As marcas de Machado são a análise psicológica das personagens e a crítica social.

Devido a sua extensão e outras características, alguns críticos afirmam que *O alienista* é uma novela, mas como não apresenta as principais características de uma novela (quais sejam: maior preocupação com o enredo e superficialidade psicológica das personagens), é classificado como um conto.

A relativização, marca dos textos de Machado, é o tema central desse conto. Todo ele é uma interrogação sobre a fronteira entre a normalidade e a loucura, o que implica uma crítica ao cientificismo exagerado (marca do Realismo) do final do século XIX.

POR QUE LER?

O alienista conta a história de um renomado médico, o Dr. Simão Bacamarte, que, após conquistar respeito em sua carreira na Europa e no Brasil, retorna a sua cidade natal, Itaguaí (vilarejo no interior do Estado do Rio de Janeiro), e ali decide se estabelecer e se aprofundar nos estudos sobre as doenças da mente (tornando-se o alienista). Cria, então, sua primeira teoria sobre a loucura, a qual afirmava que loucos eram aqueles que apresentavam um comportamento anormal de acordo com o conhecimento da maioria.

Constrói uma Casa de Orates (Casa de Loucos), chamada Casa Verde, uma alusão aos antigos manicômios, e começa a internar todos aqueles que julga estarem loucos, desprovidos de razão.

Pouco a pouco, o médico vai ficando obcecado por seus estudos sobre as doenças mentais e começa a estabelecer novas teorias sobre a loucura. Passa a dizer que "a razão é o perfeito equilíbrio de todas as faculdades, fora daí, insânia, insânia e só insânia".

Começa a internar todas as pessoas que se encaixam nessa sua teoria, pessoas estas que, aos olhos dos demais, não sofriam de doença mental.

A situação sai do controle e, quando ele se dá conta, mais de 75% dos moradores de Itaguaí estão internados. Há revoltas e tentativas de fechar a Casa Verde. Isso não ocorre, mas o alienista resolve libertar todos os internos e refazer sua teoria sobre a loucura, defendendo agora a ideia de que os loucos são os leais, os justos, os honestos e os imparciais. Afirma, ainda, que se devia admitir como normal o desequilíbrio das faculdades e, como patológico, seu equilíbrio.

Volta a internar muitos cidadãos de Itaguaí na Casa Verde, o que gera mais revoltas e tentativas de fechamento da Casa de Orates até que, por fim, o renomado Dr. Simão Bacamarte refaz pela última vez sua teoria sobre a loucura, dizendo que o único ser perfeito de Itaguaí era ele próprio. Logo, somente ele deveria ir para a Casa Verde. Tranca-se lá e morre após 17 semanas internado.

A loucura é um tema tão existencial quanto o amor e a morte. Por séculos, filósofos, poetas, escritores e pensadores discorrem sobre esse tema, porém sempre com certo temor e receio. A loucura também permeia o imaginário popular, trazendo um tom escuro, pesado e muitas vezes assustador, do que seria "perder-se de si mesmo". Perder a capacidade e/ou a liberdade de fazer escolhas, em última instância, perder o controle sobre sua vida. Nesse estado, sua existência passa a ser controlada por terceiros. Visto assim, parece mesmo assustador.

Loucura é um termo pejorativo, usado pelos leigos para se referir a qualquer pessoa que seja portadora de doença psiquiátrica. Graças aos avanços dos estudos sobre essas doenças, muitos "loucos" recebem o tratamento adequado e retornam ao convívio familiar e social. Talvez, hoje, esse seja o ponto e ser destacado, abrindo novas possibilidades de existência dessa pessoa no mundo.

Cabe aqui chamar a atenção a alguns pontos que o conto de Machado nos traz. Além da crítica ao cientificismo exagerado e à figura do médico que se interessou em estudar as doenças da mente para aumentar ainda mais seu prestígio e alcançar glória, há que se ater a características psicopatológicas dessa personagem, descrita sempre como muito metódica, rígida, inflexível, não afeita a ponderações e mudanças, perfeccionista e sempre em busca da excelência. Rigidez e inflexibilidade extremas são vistas com frequência em portadores de alguns transtornos mentais, como em transtornos delirantes, esquizofrenias e transtorno obsessivo-compulsivo.

O perfeccionismo, a busca "insana" pelo que se entende por perfeito a qualquer custo, o foco em certos temas, que se tornam obsessão, reverberando 24 horas por dia na mente, causando extrema angústia e desconforto, tendo como base o medo de que, se assim não o fizer, coisas ruins acontecerão, são vistos em pessoas que têm uma estrutura de funcionamento psíquico fóbico-obsessiva.

Não cabe aqui estabelecer um diagnóstico psiquiátrico da personagem principal do conto, apenas ressaltar que o médico, de tão obcecado que ficou em entender e tratar pessoas que padeciam dos males da mente, adoeceu, rompeu com a comunicação lógica, tornou-se "louco". Essa é uma maneira de analisar o conto, partindo-se do princípio de uma análise psicológica da personagem principal.

Uma outra maneira de analisar esse texto é levar em consideração um modelo ideológico. Como mencionado, em 1881, Machado inicia, com seu *Memórias póstumas de Brás Cubas*, o Realismo no Brasil. Já em Brás Cubas, o famoso defunto-autor, "o bruxo do Cosme Velho" investe contra todas as teorias populares da época: o darwinismo social, a mônada de Leibnitz (satirizado por Voltaire por meio do Dr. Pangloss, em *Candide*) e o positivismo de Auguste Comte. Um fato histórico coincide inclusive com a publicação de *O alienista*: no mesmo ano de sua publicação, fundou-se no Brasil, mais precisamente no Rio de Janeiro, o Apostolado Positivista (1881), o qual consolidou a recepção e a difusão do positivismo comteano, que alcançou ainda maior visibilidade no País com a Proclamação da República em 1889.

A crítica ao saber absoluto e a defesa de que só o conhecimento científico salvará o homem, próprios do positivismo e encarnados no folhetim por Simão Bacamarte, é uma das principais facetas do livro. Por meio da ironia em relação ao fascínio de seus contemporâneos pela ciência, Machado pôde realizar uma crítica social que questiona as claras fronteiras entre loucura e normalidade, as quais emergem do discurso científico positivista do século XIX.

A figura ironizada do anti-herói se presta ao deboche machadiano até no momento em que Simão Bacamarte usa seu método científico para escolher D. Evarista como esposa: uma mulher feia, supostamente dona de uma fisiologia superior para a procriação e, consequentemente, à continuidade da "dinastia dos Bacamartes" por meio de filhos hígidos. Ou seja, sua parceira é escolhida sem qualquer romance ou amor.

O alienista é um dos textos mais saboreados e exaltados dos movimentos antipsiquiátricos, como se Machado há mais de um século pudesse pontuar sobre o que se desenvolveu posteriormente pelas neurociências em mais de um século. A psiquiatria que Machado conhecia era a das práticas da época, aplicadas sobretudo por alguns poucos alienistas no Hospício Pedro

II, que funcionava desde 1852 na Praia Vermelha, Rio de Janeiro. Esse hospício foi a primeira instituição brasileira pensada especificamente para abrigar e tratar os insanos, retirando-os dos quartos isolados de suas casas, em que eram trancafiados, tal como em uma cela, a fim de que ficassem afastados do restante da família.

O Brasil, que ainda não abolira a escravidão, era um país extremamente atrasado e que somente então passava a chamar o louco de alienado e vê-lo como uma questão médica, nos moldes do que já ocorria na Europa há quase um século. Não se podia dizer que havia de fato psiquiatria no Brasil nem qualquer sombra de tratamento médico para a loucura.

Exatos 10 anos depois de *O alienista*, Dr. Andriéi, do conto *Enfermaria número 6*, de Tchecov, com uma temática bem semelhante, vem juntar-se a Simão Bacamarte para, a todo momento, nos desafiar a questionar nossos critérios médicos e nossa visão do homem.

4

A FESTA DE BABETTE
DE KAREN BLIXEN

Adriana Trejger Kachani

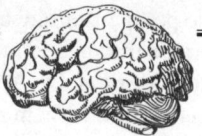

> Ó gula, cheia de maldição
> Causa da nossa primeira ruína
> Ó raiz da danação
>
> Chaucer

Karen Blixen nasceu na Dinamarca em 1885. Foi criada sozinha pela mãe, juntamente com seus quatro irmãos, após o suicídio do pai, um militar atormentado por não resistir ao estigma de sofrer de sífilis. Estudou em prestigiadas escolas suíças e casou-se, em 1914, com um primo distante, o barão Bror von Blixen-Finecke. Juntos, iniciaram uma fazenda de plantação de café no Quênia. Bror era mulherengo e passava longos períodos afastado de casa, em safaris e campanhas militares. Em 1915, Karen contraiu sífilis, provavelmente de Bror, embora alguns estudiosos acreditem que tenha herdado a doença do pai. Após divorciar-se em 1921, continuou administrando sozinha a propriedade.

Em 1926, apaixonou-se por Denys Finch Hatton, um piloto do exército britânico, com quem viveu, até 1931, uma relação intensa. Karen engravidou duas vezes de Denys, mas abortou os bebês provavelmente em consequência de sua saúde frágil. A morte de Finch em um acidente de avião e a quebra do mercado de café forçaram sua volta à Dinamarca. A experiência na África rendeu-lhe a falência, mas também material para seus dois mais famosos livros: *A fazenda africana* (*Out of Africa*, 1937) e *Sombras na relva* (*Shadows on the grass*, 1960).

Ainda que escrevesse regularmente para os jornais, só em 1934 conseguiu publicar seu primeiro livro, *Sete narrativas góticas* (*Seven gothic tales*), sob o pseudônimo Isak Dinesen. O estilo refinado da autora e suas histórias fantásticas rapidamente alcançaram sucesso.

Indicada várias vezes ao prêmio Nobel de Literatura, Karen Blixen foi agraciada com o Tagea Brandt Rejselegat em 1939. Três de seus livros foram adaptados para o cinema: *A história imortal* (por Orson Welles, em 1968), *A fazenda africana* (por Sidney Pollack, em 1985, com Meryl Streep e Robert Redford nos papéis principais, nomeado no Brasil como *Entre dois amores*) e *A festa de Babette* (por Gabriel Axel, em 1987, ganhador do Oscar de Melhor Filme Estrangeiro em 1988).

A partir de 1950, a saúde de Karen Blixen se deteriorou em decorrência de uma úlcera, que culminou na retirada de um terço de seu estômago. Impossibilitada de se alimentar adequadamente, aos 77 anos, estava desnutrida, pesando apenas 35 kg. Morreu em 1962, na cidade em que nasceu, Rungsted.

POR QUE LER?

A festa de Babette conta a história de duas irmãs, Martine e Philippa, filhas de um deão, criador de uma seita eclesiástica devota, conhecida e respeitada por toda a Noruega. Encarregadas da continuidade da seita após a morte do deão, as duas irmãs nunca praguejavam; sua comunicação se dava por meio de *sim e não*, e tratavam a todos por *irmão e irmã*. Muito piedosas, gastavam seus rendimentos com caridade, e nenhuma criatura necessitada batia a sua porta em vão. Assim foi com Babette, uma papista *communard*, fugitiva da Revolução Francesa, que se ofereceu como cozinheira da casa. A ideia de luxo e extravagância dos franceses alarmou as irmãs, que a contrataram após explicar-lhe que eram pobres e que, para elas, o fato de consumir comidas sofisticadas era pecado. E Babette logo se adaptou ao estoicismo de ambas.

Ao se aproximar o centésimo aniversário do deão, data que seria comemorada com uma ceia simples para os fiéis, Babette recebe uma carta comunicando que havia ganhado na loteria. Com o dinheiro recebido, resolve fazer um autêntico jantar francês para a comemoração. As irmãs relutam, mas a partir da insistência da funcionária, aceitam a oferta. O jantar acontece e é um sucesso. Toda a comunidade participa, inclusive um amigo de juventude das irmãs, General Loewenhielm, que vem de Paris para a ocasião. Várias iguarias indescritíveis são oferecidas, transformando para sempre a vida estoica do lugar. Ao final do jantar, todos ficam sabendo que Babette fora cozinheira de um restaurante importantíssimo em Paris, reconhecida como grande chefe e que, apesar do dinheiro recebido, não poderia voltar a seu país, pois havia gasto tudo o que recebera no jantar em comemoração ao deão.

Por que ler este livro? Porque ele toca em dois pontos interessantes: 1) a importância cultural e emocional do alimento e 2) a vaidade humana. A vida das irmãs e de sua comunidade era muito simples. Não se permitiam gastar dinheiro com comida e bebida, e toda refeição sofisticada era pecado. Dessa forma, a ideia de um jantar francês oferecido pela cozinheira era aterrorizante como um sabá de bruxas, de natureza e alcance incontroláveis. As irmãs chegam a comparar Babette e seu ajudante a uma bruxa e seu demônio que vieram para tomar posse do local.

No início do jantar, um dos fiéis discursa: "a língua é um pequeno membro e jacta-se de grandes coisas. Não nasceu homem capaz de domá--la; é um demônio rebelde, cheio de veneno mortífero. No dia de nosso mestre, limparemos nossas línguas de todo o paladar e as purificaremos de todo o prazer ou aversão dos sentidos, resguardando-as e preservando-as para coisas mais elevadas do louvor e ação e graças". Mas todos provam de tudo, e o estado em que ficam é comparado pela autora a um envolvimento amoroso, sem distinção entre apetite e saciedade, corpo e espírito – e talvez seja esta a mensagem mais importante que o livro nos passa. Fala de nos deixar levar pelo alimento, pela vida, proporcionando tal leveza de espírito que, como descrito, "as línguas se soltaram", dando lugar ao espírito de amizade e companheirismo. Ao final do jantar, a irmã Martina ainda achava que tudo não havia passado de um pesadelo, tal o horror que tinha à ideia de um jantar onde houvesse o prazer acima do estoicismo. Um jantar que, ao despertar o prazer de comer, pudesse tornar-se um vício com chance de corrupção e contágio.

Para as irmãs, comer era um pecado que poderia levar a outros. A gula poderia deixá-las desprevenidas, enfraquecer as defesas morais e, assim, preparar o caminho para a libertinagem e a devassidão. O pensamento de que a gula poderia distrair o fiel da religião tomou conta da Idade Média até o Renascimento, época da dominação cristã. E, apesar do conto de Blixen se passar em uma época mais recente, a cultura religiosa é marcante em seu contexto. Nesse sentido, o culto do gosto poderia desviar a atenção das coisas sagradas e tornar-se substituto para a veneração a Deus. Como diria São Tomás de Aquino, não é o que colocamos na boca, mas sim o desejo desordenado de alimentos, uma vontade poderosa e envolvente, que se interpõe entre nós e Deus. É importante salientar que o pecado da gula é um pecado de gradação, ou seja, não tem a ver com comer, mas com o quanto comer e o que comer. O que importa não é o consumo, mas o apetite, o desejo e a atenção excessiva que poderia desviar a atenção das necessidades mais importantes da alma e do espírito.

É interessante notar que uma pessoa se destacava do grupo do jantar: o General Loewenhielm. Ele chega ao evento com um uniforme brilhante e o peito coberto de condecorações, tal qual uma ave ornamental, destacando-se entre as irmãs e outros fiéis vestidos de preto, que pareciam um grupo de corvos e gralhas. Longe de ser o único que aprecia a comida, é só ele que tem a coragem e a naturalidade de elogiá-la. Deve-se lembrar que a referida personagem, apesar de conhecido das irmãs, é um forasteiro, francês e papista e, portanto, está mais identificado com a cozinheira Babette e com o pecado do que todos os outros da aldeia. A ele são permitidos os pecados da gula, da luxúria e da vaidade.

E por falar em vaidade, a de Babette arremata o conto de Karen Blixen. Ao terminar o jantar, é revelado às irmãs que a cozinheira gastou todo o seu dinheiro com o evento. Gastou a fim de mostrar a todos que é uma grande *chef*, uma artista. Há três séculos, reis já usavam seus banquetes para serem vistos e vividos como parte do teatro das relações internacionais. Nesse contexto, seus chefes de cozinha eram colocados em patamares de grandes artistas. É o caso de Vatel, célebre cozinheiro francês, responsável pela invenção do creme *chantilly*, que trabalhou para Fouquet, superintendente do Tesouro Francês, e também para Louis II de Bourbon. Acostumado a preparar várias festividades em torno do Rei Luís VIX, Vatel suicidou-se, vítima da vergonha pelo erro de cálculo de assados para um jantar e pelo atraso da entrega de peixes. Outro exemplo a ser destacado é o de Antonin Caréme, que influenciou definitivamente toda a arte culinária e criou os famosos *vol-au-vents*. Disputado por Napoleão Bonaparte, o czar Alexandre, o nobre Talleyrand e a família Rothschield, foi o primeiro cozinheiro a se tornar uma verdadeira celebridade por sua arte.

Babette não se incomoda de ter gasto todo o seu dinheiro. Acredita que, por ser artista, tem algo que nenhum outro tem, e que ninguém nunca vai tirar dela. E que a culinária é arte tão grande quanto qualquer outra, como o canto, ao qual Philippa renuncia na juventude. Philippa se emociona e se apressa a abraçá-la, mas tudo o que consegue envolver é um poste de mármore. Nesse momento, percebemos que, de fato, Babette gastou o dinheiro por ela, e não pelos outros. E que a revelação de quem somos e o reconhecimento do nosso valor é a maior das vaidades do ser humano.

5
ALICE NO PAÍS DAS MARAVILHAS
de LEWIS CARROLL

Antonio E. Nardi
Michele de Oliveira Gonzalez

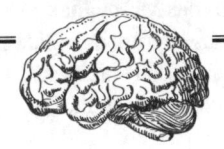

Charles Lutwidge Dodgson, mais conhecido pelo pseudônimo de Lewis Carroll, nasceu em Daresbury, Inglaterra, em 27 de janeiro de 1832. Foi romancista, contista, desenhista, fotógrafo e matemático. Filho de um pastor e primogênito de uma prole de 11 filhos, teve uma educação rígida e religiosa já que o pai pretendia que seguisse essa carreira.

Formou-se matemático pela Universidade de Oxford e, devido a seu bom desempenho, foi convidado posteriormente para ser professor na mesma instituição.

É autor do clássico livro *Alice no País das Maravilhas*, além de outros poemas escritos em estilo nonsense ao longo de sua carreira literária.

Envolveu-se em polêmicas ao dizer que gostava de desenhar e fotografar meninas seminuas; sugeriu-se, por isso, que poderia sofrer de pedofilia, transtorno mental em que o indivíduo se sente atraído sexualmente por crianças ou adolescentes. Por temor que essas imagens desnudas criassem embaraços para as meninas mais tarde, pediu que, após sua morte, fossem destruídas ou devolvidas às crianças ou a seus pais. Faleceu em Guildford, Inglaterra, em 14 de janeiro de 1898.

Alice no País das Maravilhas é sua obra mais conhecida, tendo sido publicada em 1865 e traduzida posteriormente para mais de 50 idiomas. A história foi contada pela primeira vez por Lewis Carroll às filhas de seu amigo Henry Lidell enquanto remavam no Rio Tâmisa, em Oxford. Alice Lidell, uma das filhas, foi quem insistiu para que ele publicasse o conto.

Trata-se de leitura obrigatória para os que se interessam por questões que desafiam o comum e se deleitam com o onírico e o inusitado nas experiências cotidianas. São 12 capítulos que nos trazem questões que traduzem um exercício intelectual: pensar o absurdo como algo cheio de sentido. Carroll questiona alguns padrões sociais rígidos e puritanos, brincando com a moral absoluta e cheia de contradições estabelecida na aristocracia inglesa do século XIX, a Era Vitoriana. O texto inicialmente parece ser apenas um conjunto de aventuras permeadas pela irracionalidade – um livro infantil. No entanto, com uma leitura mais cuidadosa, podemos interpretar o País das Maravilhas como um refúgio mágico para libertar-se da opressão, das regras, da rigidez do cotidiano vitoriano e viver aventuras, experimentando o inesperado, o diferente e o proibido, sem medo dos castigos da terra ou do céu, tão imobilizadores na época.

POR QUE LER?

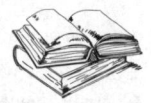

O livro descreve a história de Alice, uma menina que cai em uma toca de coelho que a transporta para um lugar fantástico, povoado por criaturas bizarras e antropomórficas. Segue, então, uma história repleta de alusões satíricas, segundo alguns historiadores, dirigidas tanto aos amigos como aos inimigos do autor – um acadêmico em Christ Church, Oxford. O livro conta com descrições de poemas populares infantis ingleses do século XIX e também com referências linguísticas e matemáticas por meio de enigmas que contribuíram para a sua popularidade.

A história se inicia em uma tarde de verão, quando Alice encontra-se sentada sob a sombra de uma árvore, ao lado de sua irmã mais velha, que lê um livro sem nenhuma figura. Achando aquilo muito chato, Alice vai ficando cada vez mais sonolenta. De repente, aparece um coelho branco de colete, falante e apressado, com um enorme relógio de bolso. Surpreendida, Alice segue-o até a toca e cai nela, que na verdade se revela um poço profundo com paredes repletas de prateleiras cheias de objetos estranhos, quadros e livros. Após uma aterrissagem segura em um átrio, Alice vê uma pequena mesa de vidro maciço e, sobre ela, uma minúscula chave dourada. À procura de fechaduras correspondentes, descobre, atrás de uma cortina, a pequena porta. Através desta, Alice vê maravilhada um jardim encantador. Ela não consegue entrar no jardim por ser muito grande para passar pela porta. Em seguida, após beber um líquido em cujo frasco consta a instrução "beba-me", torna-se pequena demais para alcançar a chave sobre a mesa. Felizmente, encontra um bolo em que estão escritas as palavras "coma-me" e, após comê-lo, cresce novamente. Uma das interpretações mais comentadas sobre esse episódio é que seria a representação do inevitável fim da infância e o início súbito e inesperado da adolescência. Após a queda na toca do coelho, o mundo mágico da infância fica para trás, aparecendo apenas em nossos sonhos pela presença do fantástico. A questão da adolescência é presente também no desconforto físico que Alice sente durante diversos episódios no livro: ao querer entrar no jardim, ela é muito grande e, depois, muito pequena. As mudanças de tamanho e o sentimento de alterações e inadequação físicas são alusões às mudanças que ocorrem na puberdade.

Segue-se uma série de encontros absurdos com seres estranhos, repletos de perguntas e respostas com vários sentidos abstratos. Uma das personagens mais iconográficas dos encontros de *Alice no País das Maravilhas* é o Gato de Cheshire, um animal esquisito que tem a habilidade especial de ficar invisível e de se encontrar presente em situações inusitadas. Embora faça alusões a reflexões filosóficas, constituiu-se em uma das raras personagens que realmente dialoga com Alice, mesmo que de forma confusa e perturbadora, explicando-lhe certas regras desse país, orientando-a (ou desorientando-a) em seu caminho. Como ele mesmo diz, se você não sabe aonde vai, não importa o caminho que você siga. Podemos interpretar a confusão de Alice perante essa série de eventos incompreensíveis como uma alusão ao fato de que a vida em si é composta de uma série de eventos inexplicáveis – um quebra-cabeça sem rima e sem razão, repleto de obstáculos e surpresas. Muitas vezes, não entendemos como os fatos acontecem, e seus desencadeamentos podem ser inesperados.

Sem entender nada, mas levada pela intuição nas mais diversas situações, Alice chega à casa da Lebre de Março e a vê junto com o Chapeleiro Maluco, tomando chá em uma comprida mesa ao ar livre. Senta-se à mesa com os dois. Ambos estabelecem um diálogo totalmente sem sentido. Confusa, Alice sai em disparada. Mais à frente, encontra os soldados da Rainha de Copas, pintando de vermelho as rosas brancas plantadas no jardim do castelo. Esse episódio faz alusão à Guerra das Rosas de 1450, quando as casas de Lancaster e York lutaram pelo trono inglês. A casa de Lancaster, vitoriosa, tinha como símbolo a rosa vermelha – e a de York, a rosa branca. A Rainha de Copas constantemente ameaça cortar a cabeça de seus súditos, incluindo um soldado que lhe rouba um pedaço de bolo. Este é preso para ser julgado e condenado, e Alice é convocada para testemunhar. Perto do início do julgamento, algo muito estranho volta a ocorrer: Alice começa a crescer exageradamente e fica muito alta, com mais de um quilômetro de altura. Os soldados começam a correr atrás dela pra expulsá-la do Reino, porque assim mandava a lei. Nesse instante, Alice acorda e está deitada no colo de sua irmã que lia um livro sem figuras. Tudo parece ter sido só um sonho.

Algumas possíveis associações por estudiosos ao uso de drogas alucinógenas são interessantes, mas tendem a reduzir questões existenciais e de crítica social claramente presentes no livro. A linguagem criativa e a imaginação do autor não podem ser desvalorizadas como se fosse possível qualquer relação a drogas sintéticas que só foram desenvolvidas muitos anos após a publicação da obra.

Alice no País das Maravilhas trata-se de uma narrativa que não tem compromisso pedagógico e moralizante e não reflete as exigências da sociedade em relação à religião e à moral; não tem o objetivo de educar ou de varrer os vícios da sociedade; e caracteriza a realidade da vida adulta como enfadonha e associada à ideia de opressão, especialmente para as crianças e os jovens, como "um livro sem figuras". Não há punição para a transgressão de Alice, que rompe um padrão preestabelecido socialmente, já que a punição, social e religiosa, era um elemento sempre presente tanto na literatura quanto na vida real.

A segunda impressão da primeira edição alcançou repercussão e divulgação impressionantes para a época, tendo sido publicada em dezembro de 1865 e esgotada rapidamente, tornando-se um grande sucesso. Foi lida por Oscar Wilde e pela Rainha Vitória. Na vida do autor, o livro vendeu cerca de 180 mil cópias, um marco para a época. Foi traduzida para mais de 125 idiomas e, só na língua inglesa, já teve mais de 200 edições. Algumas impressões contêm tanto *Alice no País das Maravilhas* como sua sequência – *Alice no outro lado do espelho*. Como toda grande obra de arte, o texto foi reinterpretado, reinventado e desenvolvido em inúmeras outras formas artísticas.

Alice se tornou um clássico, lido séculos após sua publicação, por ser visto como uma obra que critica o período histórico em que está inserida. A obra alegadamente questiona os padrões estabelecidos pela sociedade inglesa e representa um afastamento do modelo recorrente de literatura moralizadora e pedagógica da época. No entanto, após examinar as interpretações do livro, é interessante voltar ao passeio de barco no Rio Tâmisa, origem da história, e questionar o real propósito de Carroll. É provável que a obra tenha sido vítima de superinterpretação por seus críticos ao logo do tempo, quando, na realidade, havia somente o propósito de *l'art pour l'art*: entreter duas crianças durante um passeio de barco, assim como ainda faz com milhares de crianças até hoje.

6
NOITES FELINAS
DE CYRIL COLLARD

Alexandre Saadeh
Táki Athanássios Cordás

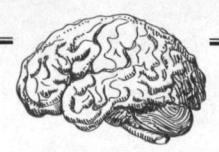

Cyril Collard nasceu em dezembro de 1957, em Paris, e faleceu em março de 1993 na mesma cidade. Em pouco mais de 35 anos de vida, esse jovem e prolífico artista francês destacou-se como escritor, poeta, cineasta, músico, produtor musical, compositor e ator. Militante da liberdade sexual, abertamente bissexual, foi o primeiro artista francês a falar francamente sobre aids e o fato de ser HIV positivo.

Sua novela autobiográfica *Les nuits fauves* (publicado no Brasil sob o título *Noites felinas*) aqui discutida e, posteriormente, o filme (seu terceiro filme apenas) com o mesmo nome o consagraram ainda muito jovem. Antes disso, em 1987, ele já havia publicado *Condamne amour* após saber, um ano antes, que era HIV positivo.

Terminado em 1992, o filme seguiu a mesma carreira de sucesso do livro, sendo visto por mais de três milhões de franceses e recebendo quatro prêmios Cesar (o mais importante da cinegrafia francesa): melhor edição, melhor filme, melhor autor estreante e mais promissora atriz (Romane Bohringer). Em 1993, infelizmente não pôde receber seu prêmio, pois faleceu três dias antes da cerimônia de entrega.

Em 5 de março, o jornal *L'express* mencionava o grande séquito que acompanhou seu enterro no cemitério de Père-Lachaise, onde mais de mil jovens choravam como se tivessem perdido um amigo íntimo. E perguntava: "Como entender o fenômeno Collard, o impacto de seu trabalho tão jovem, tão breve e inacabado (um filme, três livros, alguns curtas-metragem, um filme de TV, um recorde)?". E finalizava: "O jovem não é a primeira vítima da aids. Mas ele inaugurou uma quebra de tom nessa década".

Um ano após sua morte, porém, uma nova polêmica veio à tona sobre suas práticas sexuais de risco que podem ter contaminado múltiplos parceiros. Françoise Giroud, escritora, jornalista e política francesa, declarou à imprensa que sua neta, Suzanne Prou, havia falecido de aids após uma relação com Cyrill Collard.

POR QUE LER?

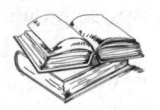

Noites felinas trata-se de obra seminal, datada historicamente e que, junto com dois outros livros (*Para o amigo que não me salvou a vida*, de Hervé Guilbert, e *O que amar quer dizer*, de Mathieu Lindon), caracteriza a vida intelectual e sexual em Paris em plena epidemia de aids, no começo dos anos 1990.

Enquanto os livros de Gilbert e Lindon chamam atenção por fazer referência a personagens importantes da vida cultural francesa, incluindo referências à vida íntima e sexual de Michel Foucault, *Noites felinas* traz um retrato inacabado das experiências afetivas e sexuais do autor com jovens de ambos os sexos e as repercussões, não só afetivas, mas também relacionadas à aids. Os três livros desvelam experiências sexuais amplas, diversas, com ou sem afetividade presente, intensas e superficiais ao mesmo tempo. Reveladoras? Talvez.

Evidenciada no início dos anos 1980, a aids rapidamente se tornou epidemia, caracteristicamente entre homossexuais, usuários de drogas injetáveis e hemofílicos. No final dos anos 1980 e começo dos 1990, a doença era conhecida como "câncer *gay*"/"peste *gay*", termo pejorativo e que se evidenciou irreal com o acometimento de mulheres e homens, heterossexuais e bissexuais.

O surgimento do vírus HIV promoveu a abertura de discussão sobre comportamentos sexuais, sexualidade humana e limites de prevenção, até então inusitados em termos médicos, sociais e de saúde. *Noites felinas* é o relato de uma longa viagem pela Europa e pelo norte da África, bem como pelo interior afetivo da personagem principal, Cyril, e seus amantes árabes, casuais, especialmente uma jovem chamada Laura. Traz a caracterização do momento histórico francês nos anos 1990, com a questão árabe, norte-africana, a violência e a respectiva exclusão social; a marginalização da juventude norte-africana em Paris e na França como um todo serve de pano de fundo para a tragédia afetiva e sexual que é desenvolvida ao longo do livro.

As relações sexuais estabelecidas com os homens no decorrer do livro são caracterizadas como simplesmente eróticas/pornográficas, fugazes e violentas ou sem afeto algum. Valoriza-se o prazer pelo prazer ou o prazer cercado de fantasias românticas não concretizáveis. Se chamamos isso de promiscuidade, pelos critérios da Organização Mundial da Saúde, depende de sua aplicação restrita, ou não. Já a relação com Laura é instável, impulsiva, atuadora, manipuladora, agressiva e sem limites. Na paixão por Cyril, ela revela um vazio interno ao mesmo tempo assustador e comovente. É uma personagem cativante, mas que nos força um certo distanciamento a fim de que possamos suportar toda dor que sente, sendo, ela mesma, incompetente para lidar com tal dor. Trata-se da descrição literária de uma mulher com transtorno da personalidade *borderline* e da correspondência afetiva das pessoas que a amam, mas não sabem lidar com ela (mãe, amigos e Cyril).

Sua paixão é vivida de maneira absoluta, total, o que impede uma leitura mais real, racional. Vê-se aí a paixão, e não o amor; e isso nos leva a discutir a plenitude desse sentimento e sua desrazão. Paixão é sinônimo de afeto puro e direto, sem controle. A razão adormece. O caos se instala quando não se tem o objeto da paixão. Há a perda de limites entre quem está apaixonado e tal objeto. Mas isso é restrito a essa vivência. No caso de uma personalidade *borderline*, a paixão é só o reflexo de sua forma de funcionar, ou seja, caótica, incerta, instável, intensa e frágil.

Com isso, temos outros dois pontos interessantes a explorar na obra. O primeiro diz respeito a um comportamento que não é exclusivo de Cyril, mas muito comum entre vários homossexuais masculinos: ser homossexual, mas heteroafetivo. Ou seja, a vivência sexual de realização ocorre com outros homens, mas a vivência afetiva real, não fantasiosa, se dá com mulheres.

Os homens com quem Cyril tem relações sexuais são sempre figuras não estáveis e que não estabelecerão com ele um vínculo afetivo recíproco e duradouro, algo que ele também não sustenta com aqueles com quem se relaciona. Já com Laura, com quem o vínculo saudável também é impossível, a durabilidade é maior, muito pela insistência dela, mas também pela dificuldade de Cyril em lhe dizer não. Existe até mesmo um prazer mórbido em evidenciar a todo momento seu domínio (dele) e a respectiva submissão de Laura.

Os encontros fortuitos pelas ruas e sob as pontes de Paris revelam um submundo sexual agressivo, autodestrutivo e penitente para a personagem principal. Aliás, a entrega sexual é mostrada quase que como um martírio, um suplício ao qual Cyril se entrega de corpo, mas não de alma. Cabe ressaltar, nesse sentido, o retrato da relação com a aids. De início, isso é tratado como negação; depois, como fardo e culpa. A evitação da gravidade da doença está presente em cada linha do texto. O sexo irresponsável também.

A atualidade do livro é que muitas pessoas tomam a soropositividade (portadores do vírus) e mesmo a aids (manifestação clínica da doença) como doença crônica e controlável, que não requer prevenção. A evolução do controle e do tratamento dos soropositivos e dos que já apresentam a síndrome trouxe uma sensação de segurança e longevidade que facilita, para algumas pessoas, vivências sexuais de risco e sem responsabilidade, tanto para homossexuais quanto para heterossexuais.

O livro termina com o autor visitando o Cabo de São Vicente, em Sagres, Portugal. Dedicado a São Vicente Mártir, santo hispânico que sofreu martírio por sua integridade ante Daciano, magistrado responsável por seu suplício, São Vicente é considerado modelo para enfrentamento de tormentos, sem perder a fé e a crença na superação, mesmo que vivida de forma solitária. São Vicente é um cabo situado no extremo sudoeste de Portugal. Trata-se de um promontório isolado, solitário, considerado sagrado tanto por sua localização quanto por ser dedicado a São Vicente. Vazio, solidão, caos e desencontro são impressões que ficam quando se termina a leitura do livro – afetos comuns em pessoas *borderline*, em perdidamente apaixonados e em sofredores.

7

O PERSEGUIDOR
de JULIO FLORENCIO CORTÁZAR

Daniel Martins de Barros

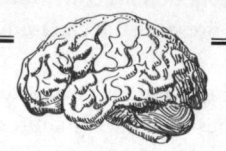

Julio Florencio Cortázar foi uma criança doente, que passou boa parte da infância entre livros, tendo na literatura uma companhia constante. Fã de boxe, quando ficou mais velho, passou a assistir a lutas. Desse gosto por literatura e pugilismo – não raro entre escritores, como demonstram Ernest Hemingway ou Jack London –, Cortázar extraiu uma de suas mais famosas metáforas: "No combate entre um texto apaixonante e seu leitor, o romance ganha sempre por pontos, enquanto o conto deve ganhar por nocaute".

Argentino, nascido na embaixada do país na Bélgica, passou a primeira metade da vida no país latino, mudando-se definitivamente para a Europa aos 34 anos, vivendo a maior parte do tempo em Paris, onde faleceu aos 69 anos.

Como muitos intelectuais de seu tempo, Cortázar também era fã de *jazz*. Na metade do século XX, surgiu o *bebop*, estilo que seria definitivamente marcado pela complexidade, velocidade, improvisação e virtuosismo de seus intérpretes. Não coincidentemente, tais características muitas vezes aparecem na obra do argentino, cujos livros são classificados entre os mais inovadores da literatura latino-americana por nem sempre seguirem a linha narrativa tradicional, assim como ocorre com a progressão de acordes no *bebop* e as mudanças de tonalidade no meio da música que quebram a linearidade habitual das composições. Estreando na poesia ainda sob pseudônimo, o escritor teve uma prolífica carreira, publicando contos, novela, teatro e romances como *O jogo da amarelinha*, cuja estrutura desafia as classificações tradicionais.

Comprovando a inserção de sua arte no ambiente cultural da época, sua obra influenciou declaradamente diretores de cinema como Michelangelo Antonioni, cujo filme *Blowup – depois daquele beijo* foi inspirado no conto *As babas do diabo*. O próprio autor comentou o caso posteriormente, ironizando o fato de ter ganho US$ 4.000,00 por um filme que renderia milhões. Ele não se importava, já que considerava o filme admirável.

POR QUE LER?

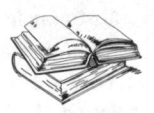

"O perseguidor" ("El perseguidor") é um conto publicado em 1959 na coletânea *As armas secretas*, e lançado no Brasil em 2012, pela extinta Cosac Naify, em um livro de arte. Cortázar o dedica "à memória de Ch. P.", uma homenagem ao saxofonista ícone do *bebop*, Charlie Parker. Em 1965, o conto foi levado aos cinemas pelo diretor argentino Osias Wilenski.

O *jazz* tem uma relação bastante próxima à psiquiatria. Um estudo publicado em 2003 pelo psicólogo britânico Geoffrey I. Wills na revista *British Journal of Psychiatry*[1] não deixa dúvida a esse respeito. Levantando dados biográficos de uma amostra de 40 dos principais músicos da era de ouro do estilo, entre 1945 e 1960, Wills encontrou resultados importantes. Mais da metade foi dependente de heroína em algum momento, e quase 10% o eram de cocaína; um quarto deles era dependente de álcool, e outros 15% abusavam da bebida. Um em cada 10 tinha história de transtornos mentais na família, 8% poderiam ser diagnosticados como psicóticos, e quase um terço deles apresentava transtornos do humor. Desses 40, dois cometeram suicídio.

Obviamente não se pode atribuir essa alta prevalência apenas ao ambiente insalubre que cercava a vida desses músicos nem só à personalidade de quem escolhe essa profissão. A alta prevalência de uso de álcool e drogas há que ser considerada, e embora também não se possa reduzir a questão a isso, ela desempenha um papel duplo nessa história.

---

[1] Will GI. Forty lives in the bebop business: mental health in a group of eminent jazz musicians. Br J Psychiatry. 2003;183:255-9.

Há um mito persistente de que a genialidade deve ser acompanhada da loucura, como se, para ser criativo e inovador, precisássemos sofrer de algum transtorno mental. Filha direta desse mito, a ideia de que as drogas potencializam a criatividade foi abraçada por muitos jazzistas, como Charlie Parker, indiretamente retratado por Cortázar. Mas se, em algum momento, as drogas quebram as amarras da intelectualidade paralisante, liberando o gênio criativo dos músicos, pelo resto da vida elas criam amarras ainda mais intensas, minando o potencial de quem delas se torna dependente. E mergulhados em uma espiral de intoxicação, delírio e abstinência, muitos não conseguem escapar.

Johnny Carter, personagem de "O perseguidor", é um músico que se encontra exatamente nessa situação. Conhecemos sua história a partir do relato de Bruno, jornalista crítico de *jazz* e biógrafo de Johnny, que volta a Paris para encontrá-lo após seu livro ser traduzido para várias línguas. Ele carrega certa culpa por fazer sucesso às custas de seu biografado, a quem aparentemente não consegue ajudar a se livrar da heroína.

Escrevendo em ritmo de *jazz*, como afirmava fazer, Cortázar costura tramas paralelas, apresentando-nos como fio condutor a relação entre esses dois homens (como se fosse o tema principal da música), intercalando a narrativa com as falas delirantes de Johnny, que se dão em outro tom e outro ritmo (fazendo as vezes do improviso). Consegue, assim, alcançar sua aspiração, como bem escreveu o crítico Davi Arrigucci Jr.: "Julio Cortázar queria escrever como um músico que improvisasse; como os grandes artistas do *jazz*, que tanto amava, refazia, com lucidez cortante, a cada *take*, a cada texto, o percurso decisivo em uma espiral ilimitada, insatisfeito, sempre perseguidor. Dessa busca, fizeram parte a invenção constante, o trajeto labiríntico, os impasses, os riscos de autodestruição, o silêncio, as narrativas por fim resgatadas do naufrágio. Hoje elas nos contam um pouco da sua história e delineiam a fisionomia definitiva de sua obra de narrador".[2]

Longe de querer ser um libelo antidrogas, contudo, "O perseguidor" nos fala da busca incessante do músico pelo improviso perfeito, pela execução definitiva – essa sua perseguição eterna. O fato de ele não a encontrar quer na música, quer nas drogas, não significa que não a devesse perseguir. Pois é nessa busca que produz as obras mais belas do que ele mesmo é capaz de notar – reconhecimento que Cortázar deixa ao encargo de Bruno. E, por que não, também do leitor.

---

[2] Arrigucci Jr. D. Encontro com um narrador. Rev Nov Est Cebrap, 1984;(9):29.

8
UMA HISTÓRIA SEM NOME
de JULES AMÉDÉE BARBEY D'AUREVILLY

Cybelle Weinberg

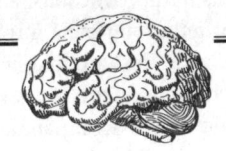

Jules Amédée Barbey d'Aurevilly (1808-1889) – novelista, poeta, crítico literário, jornalista e polemista – nasceu em Saint-Sauveur-le-Vicomte, na Normandia, no seio de uma família aristocrática e extremamente católica. Estudou Direito em Caen, onde foi influenciado temporariamente pelas ideias liberais. No entanto, logo após sua chegada a Paris, passou a levar uma vida extravagante, de muitos gastos e refinamentos de dândi, até que a família, arruinada, perdeu seus bens e Jules Amédée teve de sobreviver modestamente como jornalista.

Além de seus textos polêmicos, que se caracterizam pela crítica à modernidade, ao positivismo ou à hipocrisia dos grupos católicos, escreveu 1.300 artigos sobre temas literários. Sua ficção, um conjunto de novelas ambientadas em sua Normandia natal, mistura elementos de romance e fantasia, mesclando o realismo histórico com o simbolismo decadente. Sua obra mais famosa, hoje, é uma coleção de pequenas histórias organizadas sob o título de *Les diaboliques* (1874), em que imperam o incomum e a transgressão. Na época, os exemplares foram imediatamente confiscados, e o autor foi processado por "ultraje à decência e à moral pública".

Em 1882, publicou *Une histoire sans nom. Ni diabolique ni céleste, mais... sans nom*, cuja heroína, Lasthénie, morreu em decorrência de uma hemorragia autoprovocada. O autor situa sua novela na França de finais do século XVIII, em uma nobre mansão onde vivem três mulheres: a baronesa de Ferjol, viúva, sua velha criada Agatha e sua filha adolescente, Lasthénie.

POR QUE LER?

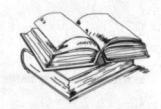

Em 1967, o hematólogo francês Jean A. Bernard (1907-2006), professor e diretor do Instituto de Leucemia da Universidade de Paris, descreveu pela primeira vez uma entidade psicopatológica caracterizada por anemias resultantes de hemorragias autoprovocadas, a que chamou de *síndrome de Lasthénie de Ferjol*, em uma referência à trágica experiência de Lasthénie de Ferjol. Os estudos de Bernard, publicados coletivamente sob o título "Les anémies hypochromes dues a des hémorragies volontairement provoquées", tiveram como base o acompanhamento de 12 pacientes do sexo feminino, com idades entre 20 e 42 anos, que apresentavam anemia ferropriva idiopática. Posteriormente, o professor observou que essas anemias eram secundárias a hemorragias por automutilações e que ocorriam quase que exclusivamente entre mulheres que exerciam profissões médicas ou paramédicas, enfermeiras, religiosas e outras profissões que exigem "devoção e abnegação". Além disso, afirmou ser significativa sua ocorrência em pacientes que sofreram de anorexia na puberdade e que apresentam uma "megalomania masoquista" colorida de heroísmo: continuam suas atividades profissionais ou escolares ainda que em um estado de desnutrição ou anemia avançadas. Além disso, essa acentuada hiperatividade para o trabalho se contrapõe a uma significativa insatisfação pessoal e incapacidade para experimentar emoções.

A relação singular entre a baronesa de Ferjol e sua filha Lasthénie é o tema central dessa novela – *Uma história sem nome* – que, segundo dizem, caiu nas mãos de Jean Bernard por acaso, durante uma viagem de trem. O hematologista notou semelhanças perturbadoras entre os casos clínicos que observou e a heroína do romance.

Tendo enviuvado prematuramente, a baronesa de Ferjol retira-se com sua filha Lasthénie para um castelo isolado na Normandia, compartilhando com ela todos os momentos de uma vida monótona e solitária. Certo dia, a baronesa de Ferjol, muito católica, dá abrigo a um jovem capuchinho que pedia hospedagem durante os dias da Quaresma e que abandona o local repentinamente, antes mesmo do término desse período. Após a saída do monge, a jovem passa a sofrer um langor estranho, que a velha serva atribui a um feitiço lançado pelo monge. Na verdade, Lasthénie está grávida, e a baronesa, ao descobrir o fato, passa a exigir que a jovem revele o nome do pai da criança. Lasthénie, desesperada, clama sua inocência e insiste não saber quem a violentou. A mãe ameaça arrancar-lhe "esse nome maldito", mesmo que, se necessário, tenha de tirá-lo das entranhas da filha, "junto com o seu filho."

Em seguida, Lasthénie adoece: começa a perder peso, torna-se cada vez mais pálida e tranca-se em absoluto silêncio. Finalmente, dá à luz um natimorto e morre. Após sua morte, a baronesa de Ferjol tira as roupas da filha e descobre que a jovem havia enterrado 18 alfinetes no peito – um a cada dia –, na altura do coração, provocando pequenas, porém contínuas, hemorragias. A história acaba quando o monge Riculf, arrependido, revela a verdade antes de morrer, no monastério para onde havia se retirado: ele havia violentado Lasthénie quando ela estava em um estado de transe, durante uma crise de sonambulismo.

Considerada como uma curiosidade clínica, a síndrome de Lasthénie de Ferjol suscita, hoje, grande interesse entre os profissionais da saúde. Essas hemorragias autoprovocadas são difíceis de evidenciar em razão do poder de dissimulação das pacientes, que, em segredo, provocam sangramentos que podem ser externos (na dobra interna do cotovelo ou na virilha) ou internos (nariz, garganta, bexiga). Os hematologistas veem chegar aos hospitais essas pacientes em uma "oferenda" de sua anemia extrema, cuidam delas por meio de transfusões até o dia em que percebem que se trata apenas de uma farsa. E ainda é necessário que levantem a suspeita, pois a paciente só revelará o segredo de sua prática em último caso.

9
HOMER E LANGLEY
de EDGAR LAWRENCE DOCTOROW

Daniel Martins de Barros

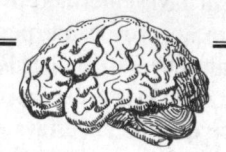

Descendente de judeus russos, Edgar Lawrence Doctorow, mais conhecido como E. L. Doctorow, nasceu no Bronx, em Nova York, em 1931. Estudou filosofia e drama, mas, logo após se formar, foi convocado a lutar na Segunda Grande Guerra, durante a ocupação dos Aliados.

Apesar de flertar com as letras desde sua formação, ao voltar da guerra, seu trabalho foi mais de leitor do que de escritor, assumindo a função de ler roteiros de filmes de faroeste para o cinema. Inspirado pelas leituras, acabou escrevendo seu primeiro romance, *Welcome to hard times* (que virou o filme *O homem com a morte nos olhos*, de 1967). Seguiu militando no universo literário, ainda como "leitor", por assim dizer, quando se tornou editor, função que manteve durante praticamente toda a década de 1960. Foi apenas em 1969 que passou a se dedicar integralmente às letras, produzindo *O livro de Daniel*, romance histórico lançado em 1971 que, à semelhança de *Homer e Langley*, romantiza uma história real, mas essa passada na Guerra Fria. Aclamado pela crítica, foi seguido em 1975 por *Ragtime*, listado entre os 100 melhores romances do século XX. Assim como esses dois livros, *Billy Bathgate*, de 1989, também foi adaptado para o cinema.

Ao longo da vida, Doctorow ainda conciliou a carreira de escritor com a de professor, ensinando literatura em diversas universidades norte-americanas, mas foi o sucesso de seus livros que lhe trouxe reconhecimento. Como já se disse sobre ele, é um dos poucos escritores que vendem milhões de livros e ainda são levados a sério.

Suas obras se caracterizam sobretudo por romancear episódios da história dos Estados Unidos. Escolhendo momentos relevantes desse país, Doctorow escreve histórias nas quais se dá a liberdade de criar enredos ficcionais com personagens reais. Em um de seus mais famosos livros, *Ragtime*, ele coloca Freud e Jung passeando no túnel do amor de um parque de diversões nova-iorquino – o passeio nunca ocorreu de fato, mas a cena funciona como uma metáfora ilustrativa de um capítulo relevante da história da psicanálise (e, mais amplamente, da história do século XX).

A obra *Homer e Langley*, de 2009, segue nessa linha e recria na chave do romance a história real desses excêntricos irmãos de Nova York, notórios acumuladores. Como sempre, seu objetivo não é fazer um retrato real de suas vidas, mas criar uma metáfora das múltiplas camadas de relação em que nos inserimos na sociedade moderna: com nossos vizinhos, com a sociedade da informação, com a família e, em última análise, conosco mesmo.

POR QUE LER?

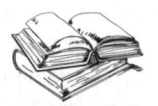

O transtorno de acumulação, ou *hoarding* em inglês, foi reconhecido como transtorno mental bem recentemente, figurando pela primeira vez em um manual diagnóstico quando da publicação do DSM-5 (*Manual diagnóstico e estatístico de transtornos mentais*, da American Psychiatric Association, publicado em 2013). Os critérios propostos por esse manual para o diagnóstico formal são citados nos parágrafos a seguir.

A dificuldade persistente de descartar ou se desfazer de posses, independentemente do valor que os outros lhes atribuam, é a principal característica do transtorno. Essa dificuldade deve-se ao desejo intenso de salvar os itens e/ou sofrer grande estresse associado ao descarte. Os sintomas resultam na acumulação de um grande número de posses que preenchem e entopem áreas de circulação da casa ou do trabalho até o ponto em que não possam mais ser usadas. As áreas são desobstruídas apenas por conta de intervenções de terceiros (família, autoridades).

Os sintomas causam sofrimento ou prejuízo significativos na área social, ocupacional ou em outras áreas importantes de funcionamento (incluindo a manutenção de um ambiente seguro para si e os demais).

Até hoje os cientistas não sabem exatamente do que se trata esse problema: se uma forma de transtorno obsessivo (como atualmente caracterizado no DSM-5), se algo ligado às demências ou mesmo se há perda parcial de contato com a realidade.

O quadro foi descrito formalmente pela primeira vez em 1966, chamado então de síndrome de Diógenes. Tal denominação fazia referência ao filósofo Diógenes de Sínope, que se tornou mendigo e passou a morar em um barril, andando pelas ruas carregando uma lanterna, procurando um homem honesto. Contudo, o nome foi criticado, uma vez que Diógenes não acumulava nada, fazendo da pobreza uma virtude. Apesar desse reconhecimento tardio e de sua inclusão recente como diagnóstico, há muito tempo a literatura descreve pessoas com essas características. Tanto é assim que uma das alternativas ao nome síndrome de Diógenes foi síndrome de Plyushkin. Plyushkin é um personagem do livro *Almas mortas*, de 1842, do russo Nikolai Gogol, que passa a colecionar e guardar obsessivamente tudo o que encontra após a morte da esposa.

A obra de E. L. Doctorow, portanto, não é a primeira a retratar o comportamento acumulador, mas talvez seja pioneira em trazê-lo para o primeiro plano. Inspirado pela história real dos irmãos Homer (o narrador) e Langley (o acumulador) Collyer, o autor faz da acumulação uma terceira personagem que, embora não seja protagonista, está presente ao longo de grande parte da história e desempenha papel fundamental no desenrolar da trama.

Doctorow toma várias liberdades, inverte a idade dos irmãos, muda eventos cronológicos e biográficos, além de acrescentar ou retirar personagens fictícias e reais para urdir a história como melhor lhe convém. Seu objetivo, afinal, não é escrever a biografia oficial dos Collyer. Tampouco almeja compor um tratado sobre o transtorno da acumulação. Antes, de forma coerente com sua obra, propõe uma investigação crítica da sociedade a partir da análise da relação entre esses dois irmãos excêntricos e o seu restrito entorno. Da Primeira Grande Guerra até a Guerra do Vietnã, passando pela Grande Depressão, pela Lei Seca, pelo movimento *hippie*, os fatos históricos vão chegando aos irmãos pelas venezianas fechadas, pelas pessoas com quem se relacionam ou pelos milhares de jornais que empilham pela casa.

Ao escolher um colecionador obsessivo – sobretudo de jornais – para retratar a relação do indivíduo com seu meio, Doctorow mostra o paradoxo dos acumuladores que, na ânsia de não desperdiçar, se entopem de tal modo que seu tudo torna-se nada, atingindo de algum modo a todos nós que, soterrados de tal forma por notícias de tantas fontes, muitas vezes acabamos paralisados, incapazes de gerir tanta informação.

10
O DUPLO
DE FIÓDOR MIKHAILOVITCH DOSTOIÉVSKI

Helio Elkis
Michele de Oliveira Gonzalez

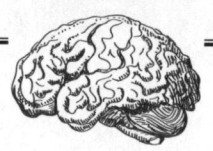

Fiódor Dostoiévski nasceu em Moscou, Rússia, no dia 30 de outubro de 1821. Filho de Mikhail Dostoiévski e Maria Fiódorovna Nietcháieva, ficou órfão de mãe aos 15 anos. Nesse mesmo ano, foi enviado a São Petersburgo, para estudar na Escola de Engenharia Militar. Em 1839, seu pai, que era médico, foi assassinado pelos colonos da fazenda onde vivia, provocando o início dos ataques epiléticos do autor.

Dostoiévski iniciou na literatura com *Gente pobre* (1846), seu aclamado romance de estreia. Em 1847, passou a frequentar o grupo socialista do revolucionário Pietrachévski. Considerado subversivo pelo regime czarista, foi preso em 1849 e enviado para a Sibéria, onde passou nove anos. Ao sair da prisão, foi incorporado como soldado raso a fim de cumprir o restante da pena. Após esse período, escreveu uma sequência de grandes romances, como *Crime e castigo* e *O idiota*, culminando com a publicação de *Os irmãos Karamazov* em 1880. Reconhecido como um dos maiores autores de todos os tempos, Dostoiévski morreu em São Petersburgo, em 28 de janeiro de 1881, aos 59 anos.

Seus romances abordam com maestria questões existenciais e temas ligados a humilhação, culpa, suicídio, loucura e estados patológicos humanos. *O duplo* explora magistralmente essa faceta de análise profunda da psique humana, contando a história de Yakov Golyádkin, um funcionário público de São Petersburgo, que vive atormentando pela insegurança. Quanto mais procura viver a contento da sociedade, buscar respeito e reconhecimento de seus chefes e pessoas próximas, mais acaba por ensimesmar-se, coberto de paranoias e oprimido pelo contraste entre a imagem que faz de si mesmo e a realidade. O auge do romance ocorre quando lhe aparece um cidadão que tem a sua exata aparência e mesmo nome, alguém que parece sempre acertar onde Golyádkin erra e que ameaça levá-lo à loucura.

POR QUE LER?

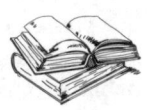

O duplo é composto por 13 capítulos e passa-se em São Petersburgo, onde Yakov Petrovitch Golyádkin (que vamos chamar Sr. G.) – funcionário público escrevente –, que mora sozinho com seu criado, começa a apresentar estranhas sensações e, por isso, procura seu médico, o Dr. Krestian Rutenpitz.

Durante a consulta, afirma, entre outras coisas, que está se sentindo mal, não sabe de onde vem o mal-estar, mas assegura a existência de inimigos em sua repartição que estão tramando contra ele. Fala de maneira algo desconexa e acaba interrompendo abruptamente a consulta por não se sentir compreendido pelo Dr. Krestian. Dirige-se, então, à festa de aniversário de Clara, filha de seu antigo protetor, Olsufi Ivanovich, mas, como não fora convidado, não consegue entrar. Decide, no entanto, fazê-lo e, após esgueirar-se por detrás de um biombo, vai tentar dançar com a aniversariante de forma completamente desajeitada, sendo interrompido e colocado para fora da festa.

Muito agitado, perguntando o que se passava consigo, vaga naquela noite pelas ruas de São Petersburgo quando, então, começa divisar a figura de um homem que parecia segui-lo. Vai para casa e alguém bate à porta. Quando a abre, vê-se frente a frente com alguém que nada mais é do que seu sósia!

No dia seguinte, vai a sua repartição e encontra o sósia de novo; pergunta aos colegas se não percebem a semelhança, mas não obtém resposta. Tenta um diálogo infrutífero e é seguido até sua casa. Ele e o sósia entram e são recebidos pelo criado, sem a menor cerimônia, como se o sósia fosse alguém já conhecido, o que o deixa estupefato. Mesmo assim, convida-o para o jantar e, depois, para dormir. Pela manhã, quando vai procurá-lo, havia desaparecido.

Após uma série de peripécias em busca do sósia, o Sr. G. acaba voltando à casa do Sr. Olsufi, onde havia outra festa. Lá, encontra vários colegas de sua repartição e, novamente, o sósia. Fica desesperado, vê-se cercado pelas pessoas que, dessa vez, parecem querer compreendê-lo e ajudá-lo. Ouve vozes que vêm de várias direções e que chamam pelo seu nome. Finalmente, chega o Dr. Krestian em um coche para levá-lo, dizendo que iria para um local onde teria casa e comida de graça. O Sr. G. grita e diz que pressentia que isso um dia iria lhe acontecer.

Após a estreia de *Pobre gente*, o jovem Fiódor Mikhailovitch Dostoiévski publicou *O duplo* (1846) que, do ponto de vista literário, teria recebido influência de seu compatriota Nicolai Gogol (1809-1852), particularmente com *O capote*, *O nariz* e o *Diário de um louco*. No entanto, tudo indica que o autor de *Irmãos Karamazov* estava, naquela época, muito interessado em doenças do cérebro e na então chamada psicologia patológica (que hoje chamamos de psicopatologia) e que tal interesse estaria provavelmente ligado às sensações que experimentava por ocasião dos momentos que antecediam suas crises convulsivas.

Dostoiévski deve ter tido ainda outras fontes de inspiração, pois a figura do sósia, duplo, ou *doppelgänger*, em alemão, já é antiga na literatura e foi apresentada pela primeira vez pelo dramaturgo romano Plauto (200 a.C.), na peça *Anfítreon* (*Anfitreão*), baseada na mitologia grega. Nessa peça, Júpiter (ou Zeus) toma forma de Anfítreon para seduzir a esposa deste, Alcmena. O casal tem um escravo chamado Sósia, e Mercúrio, servo de Júpiter, disfarça-se de Sósia para fazer com que seu senhor tenha mais tempo para ficar com Alcmena. Anfítreon volta da guerra, e Alcmena, quando encontra o Sósia real, dá-se conta da trama em que fora envolvida. Acaba por dar à luz gêmeos: Hércules, filho de Júpiter, e Íficles, filho de Anfítreon. É interessante que, entre nós, uma versão dessa história tenha sido usada pelo dramaturgo Guilherme de Figueiredo para escrever uma peça intitulada *Um deus dormiu lá em casa*.

Vários autores também exploraram o tema do sósia, como no conto *William Wilson*, de Edgard Allan Poe, ou em *Dr. Jekyll and Mr. Hyde*, o médico e o monstro, de Robert Louis Stevenson, ou no conto *O elixir do diabo*, de E. T. A. Hoffman.

Na psiquiatria, o delírio dos sósias é um quadro relativamente raro, tendo sido descrito em 1923 na França por Capgras e Reboul-Lachaux no caso de uma mulher que apresentava um transtorno psicótico crônico e que acreditava que seu marido e seus filhos haviam sido substituídos por pessoas de características físicas muito semelhantes.

No entanto, quadros desse tipo são reais e não meras curiosidades da literatura, podendo assumir contornos dramáticos, como no caso de uma paciente que dizia que toda sua numerosa família havia desaparecido, tendo sido substituída por impostores. Durante a fase aguda da doença, quando membros da família tentavam visitá-la, mesmo aqueles não tão próximos, como seus tios, ela não queria recebê-los, ficando às vezes muito agressiva, pois, afinal, aqueles não eram seus verdadeiros parentes.

Atualmente, o delírio dos sósias é considerado uma síndrome, a síndrome de Capgras, isto é, um conjunto de sinais e sintomas com causas variadas, podendo ocorrer tanto em pessoas com transtornos psicóticos, como é o caso da esquizofrenia, quanto em pacientes portadores dos chamados transtornos "orgânicos", particularmente nas demências. A síndrome de Capgras, por sua vez, pertence ao conjunto das chamadas síndromes de identificação (*misidenfication syndromes*), caso em que o paciente tem dificuldade em identificar uma pessoa com a qual tem relação de familiaridade ou amor, geralmente cônjuge, filhos ou pais.

Há, no entanto, variantes das síndromes de identificação, como é o caso da síndrome de Fregoli, quando pessoas familiares começam a seguir o paciente, mas não podem ser identificadas, pois estão o tempo todo sob disfarce. Há também a síndrome do duplo subjetivo, quando o paciente pensa que foi clonado ou substituído por alguém muito semelhante a si próprio, como é o caso descrito por Dostoiévski. O cinema parece que aproveitou a ideia, pois, no filme *O sexto dia* (2000), a personagem Adam Gibson (vivida por Arnold Schwarzenegger) é clonada nos mínimos detalhes e, para seu desespero, assume seu papel na vida e na família.

11
OS IRMÃOS KARAMAZOV
DE FIÓDOR MIKHAILOVITCH DOSTOIÉVSKI

Alicia Weisz Cobelo
Táki Athanássios Cordás

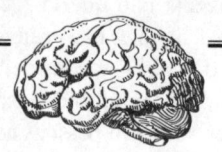

Fiódor Mikhailovitch Dostoiévski nasceu em Moscou em 30 de outubro de 1821 e faleceu em São Petersburgo em 28 de janeiro de 1881. Foi jornalista, filósofo e escritor na Rússia czarista. Como escritor, é considerado um dos maiores romancistas da história; por suas densas novelas, romances e contos, desfilam personagens carregadas de ódio, culpa, sofrimento, remorsos, amor e doenças mentais, vistas por uma profundidade psicológica poucas vezes alcançada na literatura mundial. Dostoiévski não é apenas o ourives da alma humana, mas também explorou em seus livros questões filosóficas essenciais, como o livre-arbítrio, o cristianismo, o racionalismo, o niilismo.

Sua história pessoal é profundamente marcada por acontecimentos muito difíceis, como a morte de sua mãe quando tinha 15 anos e a de seu pai, o médico Mikhail Dostoiévski, assassinado pelos colonos de sua propriedade rural, que o julgavam autoritário. Esse fato, hoje historicamente questionável, parece ter exercido enorme influência sobre o futuro do jovem Dostoiévski e motivou o polêmico artigo de Freud: "Dostoiévski e o parricídio".

Em São Petersburgo, Dostoiévski estudou engenharia em uma escola militar e se entregou à leitura dos grandes escritores de sua época. Epilético, teve sua primeira crise depois de saber que seu pai fora assassinado. Sua primeira produção literária, aos 23 anos, foi a tradução de *Eugénie Grandet*, de Balzac.

Em 1849 foi preso por participar de reuniões subversivas na casa de um revolucionário, e condenado à morte. No último momento, porém, teve a pena comutada por Nicolau I e passou nove anos na Sibéria, quatro no presídio de Omsk e mais cinco como soldado raso. Descreveu a terrível experiência no livro *Recordações da casa dos mortos* e em *Memórias do subsolo*.

Suas crises sistemáticas de epilepsia, que ele atribuía a "uma experiência com Deus", tiveram papel importante em suas crenças. Inspirado pelo cristianismo evangélico, passou a pregar a solidariedade como principal valor da cultura eslava.

Em 1857, casou-se com Maria Dmitrievna Issaiev, uma viúva difícil e caprichosa. Dois anos depois, retornou a São Petersburgo e, em 1862, conheceu Polina Suslova, com quem viveria um romance mais profundo. Em 1864, viúvo de Maria, terminou seu caso com Polina e, em 1867, casou-se com Anna Snitkina.

Entre suas obras, destacam-se: *Crime e castigo*, *O idiota*, *O jogador*, *Os demônios*, *O eterno marido* e *Os irmãos Karamazov*.

Os irmãos Karamazov o colocaria como um dos maiores escritores do mundo ocidental, tendo sido considerado por Sigmund Freud "uma das três obras-primas da literatura de todos os tempos". Este último romance do autor, publicado em 1879 e imediatamente aclamado pela crítica, narra a história de uma família conturbada: a família Karamazov.

POR QUE LER?

O pai Fiodor Pavlovitch, descrito como violento, devasso e egoísta, foi casado duas vezes, tendo o filho Dimitri com a primeira esposa, Adelaida Ivanovna, mulher bonita e inteligente de família aristocrática. Porém, o casamento não resiste à violência e às agressões mútuas que culminam com a fuga dessa jovem mãe com um seminarista e sua morte em decorrência da fome e de tifo. Após a morte da mãe, Dimitri fica primeiramente sob os cuidados de um servo da família, Grigory, e posteriormente é criado por um primo da mãe, Pyotr.

Fiodor, no segundo casamento com Sofia Ivanovna, tem Ivan Fyodorovich, o filho do meio, e Alieksiei Fydorovich, conhecido como Aliocha, o filho mais novo. Quando Sofia morre, os meninos são entregues a uma antiga tutora da mãe.

Os irmãos Karamazov são muito diferentes uns dos outros, cada um tem filosofias ou visões de mundo próprias. Dimitri, o primogênito, cresce convencido de que, quando a maioridade chegar, herdará os bens familiares; por isso, não acaba os estudos e vive uma juventude desordenada (desperdiça grande quantidade de dinheiro em bebedeiras e gastos desnecessários). Oscilando entre a violência e a compaixão, volta à casa do pai para reivindicar sua herança e fica surpreso quando este lhe diz que ele já a recebeu por meio das pequenas quantias que lhe enviava. Ivan, o filho do meio, afligido por inúmeros conflitos internos, é um aluno brilhante de mente analítica e grande inteligência. Baseado na lógica, duvida da existência de Deus e da imortalidade da alma, rejeitando as categorias morais do bem e do mal e pregando a conhecida mensagem "se Deus não existe, tudo é permitido". Assim, denuncia o cristianismo e considera o direito do homem ao livre-arbítrio. O terceiro filho, Aliocha, é bondoso, gentil, de personalidade conciliadora, possui fé natural em Deus e, quando completa 20 anos, vai viver em um mosteiro. Jovem, equilibrado, sempre apazigua os irmãos, que vivem à beira da destruição.

Há, porém, um quarto elemento na família, um filho bastardo e servo da casa; trata-se de Smierdiakov, filho de uma mulher débil mental estuprada por Fiodor Pavlovitch que morre no parto. Figura repulsiva, oscila entre a maldade e uma servidão rastejante.

O romance tem uma estrutura complexa, multidimensional, cujas características são de difícil definição. Um de seus eixos é a disputa de Fiodor e Dimitri pelo amor de Grúchenka, outra personagem feminina apresentada como pecadora, mas que possui grandes qualidades de caráter. Além disso, é muito mais enigmática e complexa do que, por exemplo, Sônietchka Marmiéládova, de *Crime e castigo*.

Esse triângulo amoroso torna explícitos os ódios filicida e parricida e dará sustentação ao julgamento e à condenação de Dimitri pelo ato parricida que, na verdade, foi executado pelo filho bastardo do velho Karamazov. O romance pode ser visto como uma história que suscita emoção e revela todo o mistério acerca do assassinato de Fiodor Karamazov, descrito de forma brutal, tendo Dimitri, seu filho mais velho, como principal suspeito do crime.

A tentativa de desvendar o assassinato faz de *Os irmãos Karamazov* uma excelente peça de medicina legal. Durante a investigação, o orgulhoso e sem qualquer remorso Smierdiakov, que de fato tinha epilepsia, simulando uma crise, convence ao seu odiado meio-irmão Ivan, assim como fez com todos, incluindo os três médicos peritos que o examinaram, que tivera uma crise epilética na noite do parricídio. Dostoiévski conhecia bem a doença, inclusive por meio de textos médicos que tomava emprestados de seu médico pessoal, estando familiarizado com o trabalho do fundador da medicina experimental, Claude Bernard. Sabia, por exemplo, que, entre epiléticos, as crises simuladas e pseudocrises eram muito comuns.

Neste seu último romance, o autor expõe toda a sua grande dúvida da vida adulta, o conflito entre a fé e a descrença, entre acreditar em Deus e na imortalidade da alma ou não crer em nada, entre a esperança e o desespero, entre a fé primitiva e o poder político religioso.

Como uma pequena joia dentro de outra, há o poema idealizado no livro por Ivan Karamazov e desenvolvido posteriormente em prosa por Aliocha. "O grande inquisidor" é um dos capítulos mais emblemáticos desse dilema, quando, em um monólogo, conta-se uma fábula em que o cardeal da Santa Igreja de Sevilha se depara com um provável Jesus Cristo reencarnado e ordena sua prisão, questionando e condenando sua volta à Terra.

No palco de intensos debates e conflitos sociais da Rússia do século XIX, o niilismo e o ateísmo são mostrados como os responsáveis pela degeneração da família Karamazov, culminando na tragédia do parricídio. Esse tema permitiu a Freud abordar ideias fundamentais de sua teoria quando publicou em 1928{1927} o artigo "Dostoiévski e o parricídio". "Quatro facetas podem ser distinguidas na rica personalidade de Dostoiévski: o artista criador, o neurótico, o moralista e o pecador. Como encontrar o caminho nessa desnorteadora complexidade?", assim começa Freud o artigo no qual descreve o complexo de Édipo e principalmente o parricídio que, segundo ele, envolve o crime originário da humanidade que remete aos sentimentos de culpa e moralidade.

Sem dúvida, *Os irmãos Karamázov* é um romance que aborda inúmeras temáticas que nos obrigam a pensar sobre a sociedade, a fragilidade das relações humanas, as dificuldades dos relacionamentos amorosos e familiares, motivando-nos profundamente não somente a sua leitura, mas também a refletir sobre os conflitos e sofrimentos que nos fazem humanos.

12

SHERLOCK HOLMES
DE CONAN DOYLE

Eduardo Wagner Aratangy
Táki Athanássios Cordás

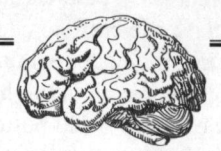

Os locais de residência do médico escocês e escritor *Sir* Arthur Ignatius Conan Doyle são visitados por poucos, mas, todos os dias, longas filas de visitantes postam-se na porta da Baker Street 221B, onde morava o extraordinário detetive Sherlock Holmes. Aliás, cumpre lembrar que esse endereço era fictício, já que a rua acabava no número 85 quando Holmes era vivo. Aqui começa a confusão... quem era vivo: Holmes ou Conan Doyle?

Conan Doyle tentou se livrar do gigante que criara e que o colocara na sombra de todos os modos; para tanto, criou o irascível professor Challenger, escreveu contos, romances históricos, poesias, libelos espiritualistas, tentou matar Holmes em *O problema final*, tudo em vão. Um brilhante caso em que a criatura engoliu o criador. Prova disso é que, se verificarmos a Merriam Webster's Encyclopedia of Literature, veremos que o verbete de Holmes é aproximadamente do mesmo tamanho do espaço dedicado a seu autor.

Conan Doyle nasceu em 22 de maio de 1859 em Edinburgo e graduou-se em Medicina na Universidade de Edinburgo em 1881. Lá, teve a sorte de conviver com dois outros grandes escritores britânicos, Robert Louis Stevenson e James Barrie (autor de *Peter Pan*). Foi médico naval antes de se especializar em oftalmologia, em Viena, em 1891. Seu consultório tinha pouco movimento, o que lhe possibilitava tempo para escrever.

O Dr. Joseph Bell foi a inspiração para seu mais famoso personagem. Professor de Doyle na faculdade, Bell era conhecido por seu elevado espírito investigativo e inteligência.

Arthur Conan Doyle foi um bom esportista, recebeu o título de *Sir*, envolveu-se com política, pertencia à maçonaria e chegou a ser amigo do famoso mágico Houdini. Após repetidas perdas em sua vida – a esposa, irmãos, sobrinhos e seu filho Kingsley por complicações de ferimentos sofridos na batalha de Somme, durante a Primeira Guerra Mundial, converteu-se ao espiritualismo e frequentou vários clubes mediúnicos, inclusive o famoso Ghost Club, até falecer em 1930.

POR QUE LER?

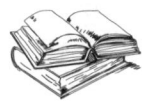

A especulação sobre traços caracterológicos e de diagnósticos em personagens literárias não passa de um exercício de imaginação, uma brincadeira psiquiátrica. Mesmo assim, a personagem em questão tem traços muito interessantes para tal investigação, revelando não apenas qualidades psíquicas curiosas e intrigantes, mas também muito do espírito do tempo na Londres vitoriana (de junho de 1837 a janeiro de 1901).

Sherlock Holmes sintetiza o espírito civilizatório e colonialista dos valores britânicos do fim do século XIX: é um cavalheiro inglês, com certa jovialidade transgressora e inteligência para resolver grandes problemas. Possui impaciência e empáfia, mal disfarçadas em modos cordiais e irônicos. É arrogante e pode ser petulante, mas tem nobreza de alma e a galhardia cavalheiresca tão cara aos ingleses. Possui claro talento marcial, sendo especialista em esgrima e boxe, um resquício romântico às vésperas do século XX.

Há um clima de inquietação e sombra nos relatos feitos pelo Dr. Watson sobre seu amigo, sendo o próprio médico também digno da visão psiquiátrica. Reconhecido por Holmes como amigo confiável, leal e franco, homem valoroso e médico competente, Watson possui sequelas físicas e emocionais da guerra no Afeganistão (provavelmente da segunda das três que a Inglaterra travou). Dizia ter os "nervos fracos" e provavelmente se encaixaria no antigo diagnóstico de neurose de guerra, atual transtorno de estresse pós-traumático. Essa guerra foi marcante para os ingleses, que encontraram resistência feroz nas montanhas e sofreram pesadas baixas. Eram os tempos do apogeu do Império Britânico, com os prenúncios da tempestade que se aproximava.

O detetive mais famoso do mundo surgiu para o público em novembro de 1887 em *Um estudo em vermelho*, publicado originalmente na *Beeton's Christmas Annual*. Nesse primeiro romance, narrado pelo Dr. Watson, o detetive é apresentado com características físicas peculiares:

> Tinha mais de 1,80 metro de altura, mas a magreza excessiva fazia com que parecesse ainda mais alto. Seus olhos eram penetrantes... e o nariz delgado, aquilino, dava à fisionomia um ar de vigilância e determinação. Também o queixo, saliente e quadrado, indicava um homem decidido. Suas mãos estavam sempre manchadas de tinta e de produtos químicos, mas mostrava uma extraordinária delicadeza de toque, como tive ocasião de observar várias vezes, enquanto ele manipulava seus frágeis instrumentos de alquimista.

Tal descrição, em plena era vitoriana, condiz com a tipologia corporal de um homem com características atléticas e leptossômicas (longilíneo), para uma psiquiatria ainda muito influenciada pela frenologia de Gall e pela antropologia criminal de Lombroso.

Holmes teria nascido em janeiro de 1854, filho de mãe de origem francesa e de um agricultor inglês. Tem um irmão mais velho, Mycroft, que trabalha diretamente para o governo britânico. Segundo o próprio Sherlock, Mycroft teria capacidade analítica muito superior à sua, mas não tinha interesse em usar seu intelecto na resolução de crimes e era preguiçoso demais para o trabalho de campo. O detetive não se formou em nenhum curso regular, mas era apaixonado por diversos ramos do conhecimento. Watson o descreve como profundo conhecedor de alguns assuntos e um completo ignorante em outros. O médico chega a catalogar os conhecimentos de Holmes:

1. Literatura: zero.
2. Filosofia: zero.
3. Astronomia: zero.
4. Política: zero.

5. Botânica: variáveis. Versado nos efeitos da beladona, ópio e venenos em geral. Não sabe nada sobre jardinagem e horticultura.
6. Geologia: práticos, mas limitados. À primeira vista, sabe reconhecer solos diferentes. Quando chega de suas caminhadas, mostra-me manchas e respingos nas calças e, por sua cor e consistência, me diz em que parte de Londres as recebeu.
7. Química: profundos.
8. Anatomia: acurados, mas pouco sistemáticos.
9. Literatura sensacionalista: imensos. Ele parece conhecer todos os detalhes de cada horror perpetrado neste século.
10. Toca bem violino.
11. É perito em esgrima e boxe, além de hábil espadachim.
12. Tem um bom conhecimento prático das leis inglesas.

Sherlock Holmes bebe moderadamente, fuma tabaco "forte" (cachimbo) e utiliza cocaína (intravenosa a 7%) com periodicidade preocupante. No segundo romance em que é protagonista, *O sinal dos quatro*, ele usa a droga três vezes por dia, durante muitos meses.

Apesar da rigorosa moral vitoriana, práticas não tão morais, como a cultura e o consumo do ópio, como descrito por Thomas de Quincey em seu autobiográfico *Confessions of an english opium-eater*, eram comuns. O ópio era distribuído livremente na corte real e até a própria rainha Vitória o consumia sob a forma de pastilhas.

Holmes realiza diversas experiências químicas potencialmente perigosas e, eventualmente, testa substâncias em si mesmo. Já nos primeiros capítulos de *Um estudo em vermelho*, Holmes e Watson falam sobre os períodos de oscilação de humor do detetive, que admite "ficar irritadiço, de boca fechada dias inteiros". E ainda ser "o sujeito mais incuravelmente preguiçoso que já houve neste mundo". A certa altura, Watson comenta: "Nada parecia superá-lo em energia quando era dominado por um acesso de atividade; mas volta e meia era acometido por uma reação, e permanecia dias a fio no sofá da sala de estar, mal proferindo uma palavra ou movendo um músculo, da manhã à noite". Em determinado momento de uma investigação, Watson observa que Holmes "passou a movimentar-se de uma maneira que indicava que a apatia de antes fora substituída por um acesso de energia".

No conto *A aventura do negro aposentado*, Holmes demonstra seu lado melancólico e niilista ao falar de um cliente para Watson: "Mas a vida não é ela toda patética e inútil? A história dele não é um microcosmo do todo? Nós estendemos a mão. Nós agarramos. E, no final, o que é que fica em nossas mãos? Uma sombra. Ou pior do que uma sombra – a miséria".

Outra característica notável do detetive é sua enorme atenção aos detalhes, magistralmente usada na ciência da dedução. Em diversos momentos, Holmes utiliza tal habilidade para deduzir corretamente a profissão e outros aspectos pessoais de desconhecidos, assim como para solucionar crimes.

Holmes prefere trabalhar de modo independente e claramente possui grande vaidade intelectual. Ele se regozija da surpresa das pessoas quando realiza alguma dedução reveladora e, como descreve Watson: "ele era tão sensível aos elogios feitos à sua arte quanto uma jovem a respeito de sua beleza".

Também prefere atuar paralelamente ao sistema policial, mas, em diversas ocasiões, colabora com outros investigadores, como Lestrade e Gregson. No entanto, ele não faz questão do reconhecimento pela elucidação dos casos que investiga, permitindo frequentemente que a Scotland Yard leve o crédito. Dinheiro também não é motivação para ele, embora Holmes seja regiamente presenteado em algumas ocasiões. Quando os clientes não têm posses, Holmes trabalha de graça, apenas pelo desafio dos casos. Como ele próprio diz: "a solução do problema é a sua própria recompensa".

Sherlock Holmes tem fama de personalidade racional, fria e até incapaz de empatia. Seus métodos e características pessoais já levaram a especulações sobre possíveis diagnósticos, como o de autismo de alto funcionamento (síndrome de Asperger) e até de esquizotipia. Isso não se confirma em uma visão longitudinal de todos os textos que protagoniza. Um exemplo da capacidade de empatia de Holmes se dá quando deduz racionalmente, a partir das características de um relógio de bolso, a história infeliz de um alcoólatra. Ao descobrir que se trata do falecido irmão de seu amigo Watson, Holmes se condói por tocar assim em uma questão pessoal e dolorosa, desculpando-se sinceramente. Holmes não é isento de sentimentos ou tormentos emocionais: o que ele faz em sua técnica dedutiva é isolar "os fatores emocionais adversos à clareza de raciocínio".

Mesmo assim, passa por claros momentos de ansiedade, preocupação e aflição, em geral enquanto aguarda o desfecho de algum caso.

Alguns dos contos são narrados em primeira pessoa pelo próprio Sherlock Holmes. Esses são casos de especial interesse para escrutinar sua personalidade. Em *A aventura do soldado descorado*, Holmes revela ciúme do amigo Watson ao descrever a situação em que se encontrava: "Naquela época, o bom Watson me abandonara por causa de uma esposa – a única atitude egoísta que posso lembrar-me em nossa associação. Eu estava só". Nesse mesmo conto, descreve de forma lapidar o que o torna o mestre da arte da dedução ao falar com um cliente: "Não vejo mais que o senhor, mas treinei para perceber o que vejo".

Talvez seja demais dizer que Sherlock Holmes se apaixonou por Irene Adler em *Um escândalo na Boêmia*, mas não há dúvida de que se encantou por aquela a que passaria a se referir sempre como "a mulher", uma "recordação meio duvidosa e suspeita" na biografia do detetive. Ao resolver um caso para o Rei da Boêmia, podendo escolher como recompensa joias ou dinheiro, Holmes opta por uma fotografia de Irene Adler. Ao fim do conto, Watson comenta sobre as mudanças observadas em Holmes após esse caso: "Ele costumava troçar da esperteza das mulheres, mas ultimamente não o tenho visto fazer isso. E quando fala de Irene Adler, ou quando se refere à sua fotografia, é sempre com o título honorífico de a mulher". A menção a ela ocorre também no caso *Os cinco caroços de laranja*, em que Holmes admite: "Já fui derrotado quatro vezes: três vezes por homens e uma por uma mulher".

As oscilações de humor são marcantes em nosso herói. Em uma passagem de *O sinal dos quatro*, Watson faz a seguinte descrição de Holmes:

> Parecia estar numa grande excitação nervosa. Nunca o vira tão brilhante. Falou sobre vários assuntos em rápida sucessão: autos sacramentais, cerâmica medieval, violinos Stradivarius, o budismo no Ceilão e sobre navios de guerra do futuro, tratando de cada um como se tivesse feito um estudo especial. Seu humor brilhante indicava a reação à depressão dos dias anteriores.

Outros períodos de agitação e até de euforia são encontrados em diversos trechos, assim como estados melancólicos e apáticos.

No ano de 1893, em *Memórias de Sherlock Holmes*, seu criador, *Sir* Arthur Conan Doyle, tenta encerrar a carreira do detetive como um mártir em seu auge, no confronto final com seu arqui-inimigo, o professor Moriarty. Conan Doyle, ao que tudo indica, desejava transformar-se em um escritor sério, porém sem qualquer sucesso e impelido pelos fiéis leitores e fãs, ressuscitou o detetive, escrevendo *A volta de Sherlock Holmes* e *O cão dos Baskervilles*. Nessas histórias, Holmes mantém suas peculiaridades, mas o enredo torna-se mais focado nos mistérios dos casos, e menos no universo psicológico de seu protagonista.

Na coletânea *Os últimos casos de Sherlock Holmes*, passados na virada do século XX, Holmes torna-se mais cínico e autodestrutivo. Em *O caso do detetive agonizante*, chega a adoecer de propósito, consumindo-se de forma quase letal. Enquanto Watson tenta ajudá-lo, testemunha o amigo entrar no quadro de confusão mental aguda de origem orgânica conhecido como *delirium*. Nesse estado, Holmes exacerba seu temperamento autoritário e imperioso enquanto perde a capacidade de pensar com clareza, misturando assuntos de forma desconexa, desorientado no tempo e no espaço.

Em *O caso do pé do diabo*, a saúde do detetive "começou a mostrar sinais de estafa por causa do trabalho constante e duro, agravada, talvez por sua própria imprudência". Esse caso se passa no fim de 1897 e seria o penúltimo de Sherlock Holmes. No fim do conto, quando decide não denunciar um homem que havia vingado a morte de sua amada, Holmes admite que também mataria por amor e para vingar seu amor.

Por sua vez, em *Seu último caso*, vemos um Sherlock Holmes aposentado como apicultor no interior da Inglaterra, envolvido em uma história que prenuncia a Primeira Guerra Mundial. Ele usa seu talento para descobrir um episódio de espionagem orquestrado pelos prussianos. Nesse conto, ocorre o último diálogo entre os dois amigos e, simbolicamente, a despedida de uma era heroica e romântica:

> Meu bom e velho Watson! Você é um ponto fixo numa época de mudanças! De qualquer forma vem vindo um vento do leste, como nunca antes varreu a Inglaterra. Será frio e amargo, Watson, e muitos de nós poderão ser fulminados por sua rajada. Mas, afinal, é a vontade de Deus, e quando passar a tempestade, um país mais puro, melhor, mais forte brilhará ao sol.

Seria fútil caracterizar Sherlock Holmes como portador de qualquer transtorno psiquiátrico, mas, como exercício de imaginação, há características intrigantes no detetive. Em um exame psíquico da personagem, com, digamos, liberdade poética, poderíamos arriscar o seguinte: homem de meia-idade, magro e alto, traços expressivos e olhar determinado. Mãos artríticas e aspecto envelhecido, embora mantenha bons cuidados pessoais. Cheira a tabaco de cachimbo. Contato cordial, mas tenso. Forte sotaque britânico. Possui inteligência extraordinária, enorme capacidade de manter o foco de sua atenção e persistir em determinadas tarefas. Sua capacidade cognitiva é única, pois, embora seja genial em alguns aspectos, é limitadíssima em outros. Uma testagem neuropsicológica hipotética revela déficits nas funções executivas, mesmo com excelente atenção, memória e pensamento abstrato.

Além disso, as oscilações de humor são claras, variando de estados de melancolia e apatia para euforia e animação excessiva. Há períodos em que Sherlock passa dias sem dormir, com aumento da energia e da capacidade de realização (sem o uso de nenhuma substância estimulante), enquanto há meses em que fica largado e malcuidado no sofá de seu famoso endereço. A psicomotricidade acompanha os estados afetivos do detetive. Seria possível afirmar ainda que sua capacidade hedônica parece bastante variável com o humor. É muito ligado às atividades de elucubração mental e resolução de crimes, experiências químicas, música (tocar violino), aspectos específicos do teatro (em especial a maquiagem e a arte do disfarce) e leituras focadas em sua área de atuação. Não revela muito sobre sua sexualidade durante suas histórias. Há ainda traços autodestrutivos evidentes, períodos de abuso de cocaína, dificuldades em se estabelecer e adaptar no sistema vigente (social, acadêmico, jurídico e profissional). É difícil afirmar que ele seja impulsivo, mas há ocasiões em que se mostra imprudente e muito arrojado. Também há desorganização na rotina e na gestão de suas finanças.

Inicialmente Sherlock parece não se interessar ou não conseguir estabelecer relacionamentos afetivos duradouros, exceção feita a seu amigo, companheiro e biógrafo, o Dr. Watson. Claramente é portador de um temperamento autoritário, questionador e inquieto, beirando o narcisismo. Uma leitura mais atenta revela, entretanto, vinculação empática autêntica. Reverência por Irene Adler, admiração pelo irmão Mycroft, compaixão por seus clientes desafortunados e até a simpatia por colegas detetives da

Scotland Yard mostram capacidade empática. Tem valores morais claros e os segue de modo cavalheiresco. Durante sua trajetória, Holmes não revela qualquer sintoma psicótico (delírios e alucinações) mesmo durante o uso de cocaína. O único episódio em que apresentou alterações formais do pensamento foi durante um episódio confusional agudo de origem orgânica (*delirium*).

Impressão do examinador: uma personagem que representa o melhor de sua época, de sua cultura e das aspirações pessoais de seu criador/autor.

Hipóteses diagnósticas: transtorno bipolar, tabagismo, abuso de cocaína, artrite reumatoide. Elementar, meu caro Watson, frase, aliás, que Holmes nunca pronunciou.

13

O DIÁRIO DE ANNE FRANK
DE ANNELIES MARIE FRANK

Stephanie I. Rigobello
Táki Athanássios Cordás

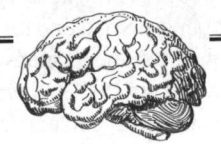

Nascida em 12 de junho de 1929 na cidade de Frankfurt, Alemanha, Annelies Marie Frank, de origem judaica, ganhou um diário de seus pais ao completar 13 anos. Chamou-o de Kitty, passando a "conversar" com ele como se fosse uma amiga próxima.

A crise econômica na Alemanha que levou à ascensão de Hitler trouxe um crescente antissemitismo por parte dos nazistas, nas leis raciais de Nurembergue, instituídas em 1935. Um mês depois, devido à perseguição que ocorria na época, Otto Frank e sua mulher, Edith, junto com as duas filhas, Margot e Anne, foram para a Holanda, onde se estabeleceram. Com o início da guerra, tentaram viajar para os Estados Unidos e o Reino Unido sem sucesso. Em 10 de maio de 1940, a Alemanha invadiu a Holanda, que se rendeu, sendo logo também ali aplicadas as leis contra judeus.

Juntamente com a família Van Daan e Albert Dussel, a família Frank mudou-se para um esconderijo em Amsterdã, o Anexo Secreto, prédio onde ficava o negócio de Otto, recebendo apenas pessoas de extrema confiança.

Por quase dois anos, o claustrofóbico esconderijo foi o lar de Anne, que decidiu que publicaria seu diário uma vez que a guerra acabasse. Mesmo com a intenção de que este fosse lido, não censurou seus sentimentos, sendo honesta com suas palavras ao falar de si mesma e dos demais moradores do esconderijo: Edith, sua mãe; Otto, seu pai; Margot, sua irmã mais velha; Alfred, o dentista e colega de quarto; Peter, o garoto adolescente e o Sr. e Sra. Van Daan, pais de Peter. Anne expressou claramente o desejo de "continuar vivendo mesmo depois da morte".

Escreveu, então, o mais famoso relato da Segunda Guerra Mundial. A extraordinária e improvável história fascina e, por vezes, assusta ao mostrar tão de perto as condições de vida sub-humanas às quais as famílias se submeteram.

O Anexo foi invadido em 4 de agosto de 1944. Anne foi separada de seus pais e enviada ao campo de concentração Bergen-Belsen, na Alemanha, onde faleceu alguns meses depois. Seu diário foi encontrado por uma amiga da família e entregue ao pai de Anne, responsável por sua divulgação.

Publicado pela primeira vez em 1947, *O diário de Anne Frank* já vendeu mais de 35 milhões de exemplares, sendo um dos livros mais lidos no mundo. Sua fama chegou até os quadrinhos por meio do roteirista e diretor de cinema Ari Folman e do ilustrador David Polonsky, e já inspirou 17 filmes e documentários. O diário foi um presente de Anne para as futuras gerações, um documento histórico e instrumento atemporal que se transformou em ícone da resiliência e da tragédia da Segunda Guerra Mundial.

POR QUE LER?

Querer entender e dar sentido aos eventos do mundo é parte da condição humana, e um diário permite que essa atividade, tão intrínseca a quem somos, aconteça. Anne tinha o desejo de definir a si mesma e ao mundo, mas, como nos definimos por meio de nossos relacionamentos, nessa tarefa ela encontrava o empecilho de conviver com poucas pessoas e ter poucas relações pessoais. Isso poderia ter limitado seu desenvolvimento, mas não foi o que ocorreu. Apesar de serem poucas pessoas no esconderijo, compunham um pequeno universo; com suas funções e papéis, cada um desafiava Anne de alguma forma, e assim ela viveu por dois anos.

Anne pôde compartilhar ideias em seu diário que lhe permitiram se desdobrar, aumentar seu repertório de experiências e ser mais do que a caçula tagarela do Anexo Secreto. Afinal, escrever é falar por escrito. Ela pôde dar vazão a outras "Annes" que, no dia a dia, tiveram que ser suprimidas pelo bem do convívio socialmente aceito. Ao escrever seu diário, pôde ser a "filha raivosa", a "filha que ama", a "jovem ciumenta", a "irmã invejosa", a "colega de quarto irritadiça" e muitas outras personagens.

No Anexo, diziam que Anne era teimosa e cruel. Ela ouvia tais comentários frequentemente e os internalizava, passando a aceitá-los como verdade. Por ser honesta, talvez a mais honesta do Anexo, ela de fato parecia ser cruel. Porém ter um diário e escrever sobre seus problemas com os outros mostra que, na verdade, Anne tinha controle sobre sua honestidade. Apenas em algumas situações não se calava, dando espaço para ser vista como teimosa e cruel. Devido a sua inegável sensibilidade, era-lhe incômodo ser vista como algo que julgava ser tão negativo e, com isso, empenhava-se em ser "uma pessoa melhor" e tratar os outros com maior gentileza. Entretanto, como se pode esperar de qualquer pessoa, e ainda mais de uma adolescente, essa é uma tarefa árdua. Assim, batalhando entre o amor e o rancor, gradativamente foi aceitando sentimentos positivos e negativos como partes de si.

Por ser a mais nova, os adultos tinham a tendência de infantilizá-la. Anne, então, sentia que precisava provar continuamente que não era criança; daí seu forte desejo de ser uma pessoa boa e estável. Ao longo do diário, ela percebeu que os adultos não são tão bons e estáveis quanto aparentam ser, e abriu mão, pelo menos em parte, desses objetivos.

Reconhecer a imperfeição das pessoas que a cercavam e ainda assim se empenhar em ter um bom convívio com elas foi um marcante sinal de maturidade. É possível e importante observar seu amadurecimento ao longo de seus registros. Chegou ao Anexo como uma menina sonhadora e ingênua em relação ao perigo que corria. Contudo, foi se tornando cada vez mais madura, ao mesmo tempo mais realista e amarga. Seus últimos comentários nos revelam uma jovem perfeitamente consciente de si e da realidade a seu redor. Escreveu: "Em última análise, a própria pessoa forma seu caráter. Além disso, enfrento a vida com uma reserva extraordinária de coragem. Sinto-me forte e capaz de suportar fardos, jovem e livre! Quando percebi isso pela primeira vez, fiquei satisfeita, porque significa que posso enfrentar com mais facilidade os golpes da vida".

O diário Kitty se tornou a maneira que Anne encontrou para olhar para seus sentimentos negativos, reconhecê-los, articulá-los e, finalmente, aceitá-los. Ela escrevia sobre a raiva que sentia de sua mãe, ainda que inicialmente com certa culpa. Nesse sentido, Anne escreveu: "Simplesmente não suporto a mamãe, e tenho de fazer força para não gritar com ela o tempo todo e para ficar calma quando tenho vontade de lhe dar um tapa na cara. Não sei por que criei uma aversão tão grande por ela. Papai diz que, se mamãe não estiver bem, ou se estiver com dor de cabeça, eu deveria me oferecer para ajudar, mas não faço isso porque não a amo e não gosto de fazer. Consigo imaginar mamãe morrendo algum dia, mas a morte de papai parece inconcebível. É muita ruindade minha, mas é assim que me sinto".

Tais anseios, mesmo que reprovados pelo contexto, existiam dentro dela. Ao discutir sentimentos desagradáveis como tristeza, medo e raiva, tornou-os menos nebulosos em sua mente, como se expostos à luz, percebendo-os não tão graves assim. Ao longo do diário, nota-se um maior distanciamento do tema, já capaz de aceitar sua raiva e não se deixar afetar por isso. Não era mais proibido ter raiva de sua mãe, o que lhe causava pouco – talvez nenhum – sofrimento.

O foco da vida de Anne transformou-se ao começar um caso de amor com Peter, filho dos Van Daan. Apesar de ser censurada pelos adultos, ela os desobedeceu e entregou-se ao inocente romance. O caso com Peter, garoto tímido e, a princípio, de poucas palavras, rendeu anotações apaixonadas: "Agora Deus mandou alguém para me ajudar: Peter. Seguro o meu medalhão, encosto-o nos lábios e penso 'Que me importa! Peter é meu e ninguém sabe disso!' Pensando assim, pairo acima de qualquer bronca. Qual das pessoas aqui suspeitaria de tanta coisa passando pela mente de uma adolescente?".

Certamente a paixão e a esperança que veio dela alimentaram as forças de Anne para que suportasse continuar vivendo no Anexo. Quando falava de Peter, mostrava-se mais leve e esquecia por alguns momentos suas condições de vida.

Anne queria desenvolver-se, ser melhor, não ficar estagnada em suas fraquezas, aprender coisas novas e, mesmo com sentimentos conflitantes, manteve sua característica obstinação. E assim escreveu: "[...] sensação estranha de que quero ser diferente do que sou, ou de que sou diferente do que quero ser, ou talvez de me comportar diferente do que sou ou do que quero ser".

Divagava sobre o mundo e sobre si mesma e estudava enquanto dividia seu quarto e escrivaninha com um dentista queixoso, tendo sua comida racionada e sendo aterrorizada por ataques aéreos que faziam todo o prédio tremer.

Anne escrevia para ter um mundo só seu, fugir da solidão, espantar o tédio, distanciar-se dos demais, ter esperança, imaginar alternativas a sua dura realidade e também para se aproximar dos outros. Assim, redigiu cartas que ora entregou ao destinatário, ora guardou para si, usando-as como um desabafo e um treino de alguma conversa.

Muitas vezes depois de algum conflito que atuava como gatilho, corria para o diário, desabafava e "vivia" a Anne que não podia existir naquele momento, pois era obrigada a ficar calada. O diário a treinava para falar com algum morador do Anexo, organizando seus pensamentos, criando uma ordem, um fluxo estruturado de ideias e facilitando a conversação.

Ter um diário não é exclusividade de garotas adolescentes. Frida Kahlo, pintora mexicana, Marie Curie, física e química polonesa, e Ronald Reagan, quadragésimo presidente norte-americano, são alguns exemplos de personagens na história, não escritores, que também mantiveram diários, cada um com seu estilo e interesses particulares. Ao escrever, organizamos o que sentimos e obtemos maior clareza em relação à situação vivida, diminuindo a ansiedade, usando-o como recurso terapêutico. O psicólogo Ira Progoff difundiu, em 1975, o Intensive Journaling Method, em que propunha que o paciente que escrevesse uma forma de "jornal", um diário pessoal, estava mais apto a trabalhar suas questões emocionais com maior profundidade e rapidez. Além disso, damos nomes aos bois, identificamos como nos sentimos e o que pensamos. Escrever sobre algo traumático pode ajudar a obter esclarecimento em relação ao ocorrido, reduzindo o estresse físico e emocional que essa experiência causa.

Por meio da escrita e da leitura, percebemos o que nos afeta e notamos, mais facilmente, as experiências reforçadoras que fazem parte de nossos dias, ou seja, com a escrita no diário, debruçamo-nos sobre nossas vidas, e comportamentos vêm à tona. Emoções particulares que ocorrem com frequência ensinam sobre nosso funcionamento, permitindo nosso desenvolvimento pessoal.

Montaige – inventor do ensaio pessoal –, que em 1571 chegou a renunciar a um cargo político para dedicar-se ao lazer letrado, considera que o homem é ele mesmo apenas na solidão, meditação e leitura, estado exato em que se encontrava Anne enquanto se dedicava a seu diário em um exercício de reflexão e recolhimento. Em *Ensaios*, Montaige enalteceu a escrita ainda mais, afirmando que fora inventada como remédio para acalmar a angústia e domar os demônios, com o intuito de recuperar o autodomínio, uma vez que é feito um balanço de seus pensamentos e delírios.

O uso de diários para monitoramento de quadros de ansiedade, alcoolismo, fobias, dor crônica, problemas de sono e transtornos alimentares é um recurso empregado com sucesso na psicoterapia, oferecendo um constante parâmetro do progresso do paciente e possibilidade de automonitoramento eficaz.

Escrever é ter a oportunidade de aceitar e ouvir nosso mundo interno, colocando-nos em contato com nossa "loucura", que, muitas vezes, escondida e censurada, pode emergir com força. Ou seja, olhar para dentro e dar sentido ao que se passa conosco tem potencial de salvação.

14

NEUTRALIDADE SUSPEITA
DE JEAN-PIERRE GATTÉGNO

Valeska Bassan Magaldi
Raphael Cangelli Filho

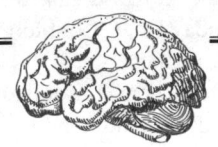

Jean-Pierre Gattégno nasceu em Brive-la-Gaillarde, França, em 1944. Filho de pai otomano e mãe grega, estudou Literatura na Universidade de Paris e iniciou sua carreira como professor na Escola Nacional de Comércio. De 1983 a 1992, publicou dois livros didáticos e vários artigos pedagógicos para a Coleção Folio Juniot, das Éditions Gallimard.

Seu primeiro livro literário, publicado em 1992, *Neutralidade suspeita*, é uma leitura densa que relata as dificuldades do analista em manter-se dentro da ética em relação a seus pacientes. Em 1994, essa obra foi adaptada para o cinema e ganhou diversos prêmios em todo o mundo.

Em 1997, Gattégno lançou *Transferência mortal*, seu segundo livro. Na sequência, publicou uma série de romances policiais. Também fazem parte de sua obra diversas novelas.

POR QUE LER?

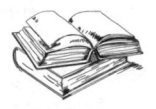

Neutralidade suspeita pode ser considerado um romance policial e psicológico intrigante. Trata-se da história de Michel Durand, psiquiatra que se interessou pelos estudos psicanalíticos e se tornou um psicanalista lacaniano bem-sucedido.

O protagonista leva uma vida financeiramente confortável devido à herança deixada pelos pais. Entre os bens que recebeu, havia um apartamento na cidade, no bairro em que vivera durante sua infância e onde estabeleceu sua residência, montando, no andar de cima, seu consultório. Profundo admirador de arte e antiguidades, Durand mantinha o apartamento muito bem decorado.

O local torna-se um refúgio ao qual, após dias exaustivos de trabalho, retornava para se refazer e revigorar suas forças. Após seu casamento, sua mulher também se muda para lá. Contudo, o apego pelo apartamento acaba arruinando seu casamento.

Durand tinha uma carreira bem consolidada e uma clientela expressiva, o que lhe permitia realizar atendimentos a muitos pacientes todos os dias e manter o conforto financeiro. Entretanto, essa situação começa a mudar quando seu corretor financeiro faz uma aplicação cujo resultado revela-se muito negativo. Com isso, Durand se endivida a ponto de seu amado apartamento correr o risco de ter de ser vendido.

A rotina do protagonista começa a mudar quanto ele recebe em seu consultório um novo cliente que alegava ter sido paciente de um psicanalista renomado já falecido. Isso foi determinante para que Durand o aceitasse como paciente. Inicia-se aí uma análise em que o paciente, Sr. Günther, extremamente inteligente e manipulador, informa, em um relato recheado de detalhes, que havia assassinado sua mulher. Tal relato deixa o analista extremamente abalado e faz com que inicie uma investigação, contrariando as indicações de seu supervisor, que sentencia que o verdadeiro crime é assunto de polícia.

O tema central explorado por Jean-Pierre Gattégno no romance é a neutralidade da escuta psicanalítica, técnica pela qual o analista trabalha com o que é dito pelo paciente e não com os fatos em si. Ao longo da narrativa, o psicanalista é manipulado por seu paciente, deixando-se envolver pessoalmente pela história, o que lhe impede de ter o distanciamento requerido em processos como esse. Com isso, o protagonista migra do papel de analista para o de investigador, perdendo seu lugar no *setting* analítico.

Em toda a trajetória relatada na obra, evidencia-se como Durand ignorou o tripé básico da psicanálise para o analista: análise pessoal, supervisão e estudos. O psicanalista até recorre a apoio externo, porém não legitima a relação com seu supervisor, uma vez que desconsidera todas as suas advertências e sugestões referentes ao risco que estava correndo na condução do caso.

A situação relatada no livro – a conturbada relação entre paciente e psicanalista – traz uma interessante reflexão acerca da importância de seguir, de forma legítima, o tripé da psicanálise. A leitura da obra é relevante na medida em que serve como alerta para os riscos que todo profissional da área corre ao subverter os princípios básicos do ofício.

Estimulados pela narrativa muitas vezes contagiante do paciente, profissionais correm o risco de subestimar as armadilhas provenientes dessa relação. Assim, o fato de recorrer a análise pessoal, supervisão e busca pelo conhecimento permanente por meio de estudos tem o potencial de gerar importante reflexão a respeito da forma como o profissional conduz seus tratamentos.

15

NEUROMANCER
de WILLIAM GIBSON

Guilherme Spadini

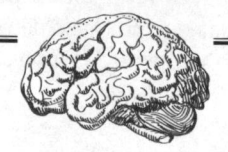

William Ford Gibson nasceu em 17 de março de 1948, na Carolina do Sul, Estados Unidos, e cresceu no interior do Estado de Virginia. O cenário de seus anos de formação dificilmente poderia ser mais diferente do explorado em seus livros: pequenas cidades costeiras, vilas nas montanhas, uma infância evocativa da pastoral americana, sem nada das metrópoles agitadas e tecnológicas em que ele faz suas personagens habitarem.

Gibson não teve uma vida marcada por grandes eventos. Perdeu o pai ainda na infância, e a mãe, aos 18 anos. Na adolescência, mergulhou fundo na literatura *beat* da época e teve os primeiros contatos com suas duas maiores influências literárias: J. G. Ballard e William Burroughs. O evento mais polêmico de sua biografia pessoal foi a mudança para o Canadá aos 19 anos, ao que tudo indica para evitar a convocação para a Guerra do Vietnã. Gibson admitiu essa intenção em diversas entrevistas, dizendo que teria declarado ser usuário de drogas. Depois mudou o discurso, afirmando que teria avisado as autoridades militares sobre como poderiam localizá-lo e que, no fim, acabou não sendo convocado de qualquer forma. Gibson vive no Canadá desde então.

A imprecisão a respeito desse episódio revela-se interessante, pois condiz com a postura politicamente neutra que o autor assume em suas entrevistas. Sua obra analisa de forma profunda algumas questões e tendências sociais. O gênero *cyberpunk*, que ele ajudou a criar, tem enorme potencial político, já que o retrato de populações excluídas, marginais, submetidas a uma elite tecnológica corporativa é a marca desse tipo de literatura. Entretanto, Gibson escapa a um posicionamento mais profundo com tão pouca sutileza quanto escapou da guerra.

Seus primeiros contos foram publicados em revistas. Um deles, *Johnny Mnemonic*, foi adaptado para o cinema em 1995, com Keanu Reeves no papel título. A partir do universo criado nesses contos, Gibson escreveu seu primeiro romance, *Neuromancer*, que venceu todos os três maiores prêmios de ficção científica – Hugo, Nebula e Philip K. Dick Awards – no ano de 1984, sendo a primeira obra a conseguir tal feito. Mais tarde, Gibson desenvolveu o universo de *Neuromancer* em mais dois romances, que vieram a constituir a chamada trilogia *Sprawl*. Já nos anos 2000, um romance contemporâneo de ficção especulativa, *Pattern recognition*, tornou-se seu primeiro *best-seller*. Mas, por mais sucesso de vendas que qualquer um de seus livros possa atingir, será muito difícil que algum seja tão influente quanto o primeiro. Isso significa, então, que *Neuromancer* é sua obra-prima.

POR QUE LER?

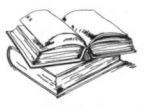

Neuromancer é um clássico absoluto. Gibson foi o criador de um gênero – o *cyberpunk* – que hoje influencia não só inúmeros romances, mas também quadrinhos, filmes, videogames, RPGs, séries, jogos de cartas – toda uma estética que já pode até parecer batida, mas teve de nascer em algum lugar. E nasceu justamente com *Neuromancer*.

Ler o livro hoje, depois de tanta exposição ao tema, revela alguns de seus problemas. A história pode ser considerada um romance de detetive *noir*, deslocado no tempo, para um futuro distópico transformado pela presença constante e intrusiva da tecnologia. O protagonista é o típico anti-herói: drogado, fracassado e cínico. Molly, a protagonista feminina, uma fantasia adolescente *pop* urbana – a samurai de rua com lâminas retráteis sob as unhas e um visor espelhado definitivamente implantado em seus olhos. A procissão de clichês só não destrói o livro devido à impressionante força imagética, criativa e subversiva com que todo o cenário se junta para arrebatar o leitor.

Como em um *thriller* psicológico, em que realidade e sonho se misturam para evidenciar as angústias existenciais do protagonista, em *Neuromancer* também fica difícil distinguir o real. Mas a metáfora tecnológica é que materializa as distorções da realidade: entra em cena o ciberespaço – termo cunhado por Gibson, que se tornou parte do vocabulário corrente do mundo contemporâneo. A "alucinação coletiva" separa a consciência dos limites do corpo, fundamento do dualismo secular que a tecnologia vem revelando ao cético homem moderno.

Mas o que essa viagem *pop* cibernética teria a oferecer ao leitor interessado em saúde mental? O protagonista, Case, depende de estimulantes para suportar a existência mutilada em que começa o livro, impedido de se conectar ao ciberespaço por uma extensa lesão neurológica que recebeu como punição por ter tentado roubar seus últimos empregadores. Trata-se de uma interessante representação da sensação de vazio descrita por muitos dependentes químicos durante fases de abstinência, como se o mundo ficasse cinza e insosso. Mas Case, sinceramente, não é uma personagem tão complexa que justifique uma análise detalhada.

Por sua vez, talvez Armitage o seja. O ex-militar, levado à loucura por um tratamento experimental de psicoterapia computadorizada, teve sua consciência alterada por uma inteligência artificial maligna. Há algo de Coronel Kurtz, de *Apocalipse now*, em Armitage. Mas, se for para estudar esse tipo de loucura da guerra, mais real que a realidade coletivamente alucinada em que vivemos, o Coronel pode constituir um melhor estudo que Armitage. Poderia ser o caso também de analisar Peter Riviera, o ilusionista sociopata. Infelizmente, ele é apenas um vilão egoísta, e não um psicopata verdadeiramente interessante. Ainda há duas personagens realmente especiais no romance: Wintermute e Neuromancer. Ambos são inteligências artificiais (IAs) destinadas a se unirem. Dois lados de uma mesma entidade, criadas em separado para burlar as leis que proíbem verdadeiras IAs. Wintermute tenta a todo custo se unir a Neuromancer a fim de ser completo e livre. Já Neuromancer teme que a união ameace sua identidade e quer escapar aos esforços de sua alma gêmea. É imediatamente identificável a metáfora da condição humana representada por essas duas personagens, tão antiga quanto o discurso de Aristófanes em *O banquete de Platão* – a busca pela contraparte, o desejo do encontro e o medo da dissolução do Ego envolvido na entrega e no amor.

Mas nenhuma personagem em *Neuromancer* é tão urgente quanto o cenário: o *cyberpunk*. William Gibson definiu o gênero – não sem influências óbvias como a de Philip K. Dick e a de J. G. Ballard – caracterizado pelo mote "alta tecnologia, baixa qualidade de vida". A tecnologia é onipresente, mas não para prover confortos, exceto na forma de escapismo e modificações corporais. Ou seja, é uma presença intrusiva, dominadora, que invade a mente e o corpo, escravizando o homem. São os Borgs em *Star Trek*, as máquinas em *O exterminador do futuro* e *Matrix*.

Em *Neuromancer*, a imaginação de Gibson nos trouxe o primeiro vislumbre de um mundo de homens tristes, ansiosos, rodando em falso as engrenagens de uma sociedade que é promissora para os avanços tecnológicos e desesperadora para o espírito humano. Nesse sentido, até suas personagens típicas, rasas, são um reflexo dos nossos tempos: pessoas esvaziadas de sentido, padronizadas, clichês, satisfeitas pela possibilidade de simular maravilhas na alucinação coletiva das redes sociais. Nenhum escritor de ficção científica viu o futuro tão claramente quanto William Gibson.

16
OS DEMÔNIOS DE LOUDUN
DE ALDOUS HUXLEY

Zacaria Borge Ali Ramadam
Michele de Oliveira Gonzalez

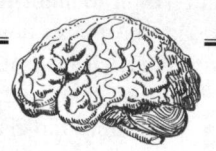

Aldous Leonard Huxley nasceu em Godalming, Inglaterra, em 26 de julho de 1894, filho de um professor e escritor e neto de um famoso naturalista. Cresceu em um ambiente de elite intelectual da época. Estudou no Eton College, mas foi obrigado a abandonar os estudos por causa de uma doença na retina que quase o deixou cego; anos depois, com a visão recuperada, retomou os estudos e, em 1913, ingressou no Balliol College, em Oxford, licenciando-se em Literatura Inglesa.

Foi reconhecido sobretudo pelos romances, sendo o principal deles *Admirável mundo novo* (1931), ficção científica em que descreve de forma satírica e pessimista como seria a sociedade organizada em castas definidas ao nascimento e segundo princípios científicos. Mudou-se para os Estados Unidos em 1937, lá permanecendo até o fim da vida.

Aldous Huxley, em meados de 1950, passou a experimentar substâncias alucinógenas, como mescalina e LSD, a fim de desenvolver suas potencialidades. Tendo produzido numerosas obras, sua notoriedade, no Brasil, deve-se principalmente ao romance *Contraponto* (ficção), e aos ensaios *As portas da percepção* e *O céu e o inferno* (sobre suas experiências perceptivas sob ação de alucinógenos).

Em 1960, Huxley foi diagnosticado com um câncer de laringe. Sua saúde foi deteriorando progressivamente e, no dia 22 de novembro de 1963, impossibilitado de falar, escreveu um pedido a sua segunda esposa, Laura

Archera, para que lhe aplicasse diversas doses de LSD intramuscular, o que culminou com sua morte sob efeito do alucinógeno em Los Angeles, Estados Unidos.

Em 1952, quando publicou *Os demônios de Loudun*, Huxley já era um escritor consagrado.

POR QUE LER?

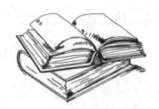

Os demônios de Loudun pode ser considerada uma obra historiográfica, que envolve personagens e fatos reais do século XVII, baseada em uma vasta e preciosa documentação reunida pelo autor.

A chamada possessão demoníaca é o foco principal da obra; porém, o panorama mostra-se mais amplo: contágio psicológico, histeria, simulação, repressão, costumes sociais e sexuais, disputas políticas e clericais, animosidades e rivalidades paroquiais, compondo um amplo horizonte da vida cotidiana francesa da época.

A história se desenvolve em torno de três personagens principais: Jeanne des Anges, prioresa de um convento; Urbain Grandier, pároco de Loudun; e o padre Surin, tendo como contraponto o cardeal Richelieu, no auge de seu poder e prestígio.

Nas primeiras décadas do século XVII, Urbain Grandier era um padre com ideias e hábitos avançados para a época: questionava o celibato clerical até as últimas consequências. Inteligente e culto, com grandes dotes oratórios, fascinava suas paroquianas e despertava inveja e hostilidade entre os homens do lugar. Além disso, possuía atrativos físicos não desprezíveis que aumentavam seu prestígio entre as devotas.

Entre suas numerosas façanhas amorosas, destaca-se a sedução de Philipe Trincant, ingênua filha de um paroquiano que, por amizade, o recebia em sua casa. Philipe engravida, mas o episódio é abafado, entregando-se a criança a uma mãe adotiva e arranjando-se um marido de aluguel para a moça. O pai de Philipe, que tinha importante cargo público na aldeia, associa-se aos inimigos do padre a fim de processá-lo por heresia. Entretanto, o processo não prospera devido a questões burocráticas e testemunhos contraditórios. Enquanto isso, Grandier continuava servindo-se dos favores sexuais de uma rica viúva.

Nesse período, Jeanne des Anges, uma freira de corpo deformado, parecendo anã, possivelmente devido a uma tuberculose óssea na infância, é nomeada prioresa do convento das irmãs ursulinas, situado a alguns quilômetros de Loudun. Segundo revela em sua autobiografia, ela obtém sua nomeação graças a um comportamento estudado e submisso a suas superioras eclesiásticas, conquistando, assim, sua confiança. Ainda segundo seus relatos, Jeanne alimenta fantasias de ser, algum dia, santificada.

Diante do óbito do diretor espiritual do convento, fascinada pela fama de Grandier, ela lhe escreve uma carta convidando-o para assumir o cargo, mesmo sem conhecê-lo pessoalmente. Observe-se que apenas a fama do padre motiva o honroso convite. Ele, polidamente, também por meio de carta, recusa a proposta.

Isso posto, quando Madeleine de Brou, uma das amantes do padre, vai ao convento visitar uma sobrinha que era pensionista da instituição, ouve da prioresa uma série de ofensas obscenas e recebe uma violenta cusparada através das grades. Rejeitada pelo fascinante pároco, que só conhecia de fama, assim como a mulher de Putifar da história bíblica, a irmã Jeanne começa a arquitetar sua vingança.

Com efeito, algum tempo depois, durante os ofícios religiosos, Jeanne e suas pupilas começam a apresentar espasmos, convulsões e contorcionismos, vocalizando gritos, impropérios e obscenidades, além de nomes de demônios, como Belial, Asmodeu e Belzebu; no tumulto também era mencionado o nome de Grandier. Rapidamente se espalha pela região o boato de que o convento estava mal-assombrado, que as freiras estavam possuídas por demônios devido à influência maléfica do padre. Numerosos clérigos das cidades vizinhas são então convocados para exorcizar os demônios e libertar as pobres irmãs ursulinas.

Os exorcismos eram realizados em público, na presença dos paroquianos que, obviamente, não desperdiçavam a oportunidade de se deleitar com tão insólito espetáculo, movidos – é claro – pela mais autêntica devoção cristã. Obviamente também os demônios mais rebeldes aos rituais de exorcismo eram os que acometiam a irmã Jeanne, que, além de tudo, apresentava fenômenos de dermografismo: vergões em seu corpo sugeriam nomes de demônios e do padre Grandier.

Fracassadas as tentativas de expulsar os demônios, após sucessivos espetáculos públicos, abre-se um processo contra o pároco de Loudun, por heresia e prática de feitiçaria. Ressalte-se que ele jamais havia ido ao convento e nunca tinha sido visto pessoalmente pelas freiras. Somente seu prestígio de grande pregador, mas também de sedutor de donzelas e viúvas, criou no imaginário das freiras, como assinala Huxley, a ideia do obsessor perverso e feiticeiro, comandante da legião de demônios.

O comportamento pretérito do padre, que lhe granjeara grandes e poderosos inimigos, reforça o processo, com numerosos testemunhos adversos acusando-o de bruxaria. Seguiram-se os trâmites locais e regionais, envolvendo instâncias jurídicas e religiosas – à época, o catolicismo dominava a jurisprudência na França –, e até pareceres de professores de medicina descaracterizando os transes e identificando-os como fenômenos naturais.

Em sucessivos recursos, o processo chega às cortes de Paris, onde pontificava o todo poderoso cardeal Richelieu, primeiro-ministro do rei. Anos antes, Armand Jean du Plessis de Richelieu era apenas bispo na cidade de Luçon. Em uma procissão religiosa na paróquia de Grandier, este lhe recusara o direito de caminhar na frente do préstito, e Richelieu jamais esquecera a indelicadeza. Por isso, quando, em última instância, o processo lhe chega às mãos, indefere todos os argumentos e apelos de Grandier, que é, assim, condenado por heresia e prática de feitiçaria.

Ironia da história, ele, antes absolvido dos crimes que praticara, estava agora sendo punido por acontecimentos em que não tivera nenhuma participação. Urbain Grandier é então preso e exaustivamente torturado, conforme o receituário contido no *Malleus Maleficarum*, de Sprenger e Kramer (a descrição das torturas é arrepiante, mesmo para leitores menos sensíveis). Sua resistência revela-se heroica, e nada confessa sobre bruxaria; apenas admite seus pecados da carne e da luxúria. É queimado na fogueira diante de uma multidão sequiosa por espetáculos de horrores, um acontecimento inusitado para a rotina anódina da aldeia.

Por sua vez, a irmã Jeanne continua tendo ataques de possessão e contorcionismos e é levada a desfilar por numerosas cidades da França, como uma celebridade, sobretudo pelos dermografismos que exibia. O último exorcista, o padre Surim, que a acompanha nesse percurso, rezava para que os demônios saíssem do corpo de Jeanne e tomassem o seu; nos registros da época, consta que ele mesmo passa, assim, a sofrer convulsões similares às da freira. Entretanto, a vulgarização vai diluindo o interesse pelos fenômenos inicialmente exóticos, e controvérsias sobre a autenticidade ou simulação dos sintomas se difundem. Finda a guerra entre católicos e protestantes, o clericalismo gradualmente perdia as forças nos primórdios do século das luzes; a irmã Jeanne e suas pupilas ursulinas vão sendo esquecidas e relegadas à história. A freira jamais consegue sua ambicionada santificação.

Com propriedade e argumentação científica consistente, Huxley discute as hipóteses de histeria e simulação, bem como a contaminação psicológica ocorrida entre as freiras de Loudun. Assinala, com farta documentação, o quanto de farsa, mistificação e intrigas políticas envolveram o episódio; evoca, inclusive, o parecer do psiquiatra Gilles de la Tourette, que, analisando a autobiografia da freira, conclui tratar-se de autossugestão e histeria.

Em detalhes, Huxley descreve costumes, repressões e conflitos sociais da época e analisa, com profundidade, os perfis psicológicos e as motivações de mais de uma dezena de personagens envolvidas no episódio.

Transes místicos, histeria e simulação, assim como vivências espirituais após morte transitória, têm sido, até hoje, objetos de pesquisas em psicopatologia. Na década de 1950, o professor Carvalhal Ribas escreveu *As fronteiras da demonologia e da psiquiatria*, um excelente estudo histórico; recentemente, o professor Paulo Dalgalarrondo publicou *Religião, psicopatologia e saúde mental*,[1] em que discute as fronteiras entre misticismo, transes mediúnicos e psicopatologia, envolvendo aspectos sociológicos e culturais.

Madre Joana dos Anjos, um filme polonês da década de 1960, esteticamente magnífico, restringiu-se às manifestações das freiras e aos exorcismos, sem referência à tragédia do padre Grandier.

Nesta época em que fanatismos religiosos misturados com ideologias, em numerosos países, ganham força por meio da internet, promovendo a contaminação psicológica, a obra de Huxley é leitura obrigatória para informação e reflexão. Trata-se, também, de um contraponto à *História da loucura*, de Michel Foucault.

---

[1] Publicado pela Artmed Editora.

17

NOTURNO
de KAZUO ISHIGURO

Francy Ribeiro Moreira

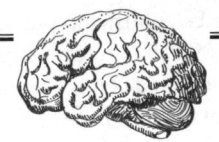

O escritor nipo-britânico, Kazuo Ishiguro, laureado com o Prêmio Nobel de Literatura de 2017, nasceu em Nagasaki, Japão, em 1954. Filho de um oceanógrafo, mudou-se com a família para a Inglaterra aos 5 anos. Durante a adolescência, desejou ser músico, porém a carreira não avançou. Kazuo optou pela literatura, graduou-se em Inglês e Filosofia na Universidade de Kent e em Escrita Criativa na Universidade de East Anglia.

Depois de formado, trabalhou em uma instituição social e começou a publicar artigos e contos em revistas literárias. Seu primeiro romance, *Uma pálida visão dos montes* (1982), recebeu o Prêmio Winifred Holtby; e o segundo, intitulado *Um artista do mundo flutuante* (1986), foi premiado com o Whitbread de Literatura.

Conforme a Academia Sueca, o autor recebeu o Nobel por "seus romances de grande força emocional, que revelam o abismo sob nossa sensação ilusória de conexão com o mundo". Sara Danius, crítica literária e secretária-permanente da Academia, fala da originalidade da obra de Kazuo sob a influência de autores como Kafka, Jane Austen e Marcel Proust.

Kazuo Ishiguro recebeu diversos outros prêmios, entre eles: o Prêmio Costa Book of The Year (1986), por *Um artista do mundo flutuante*; o Prêmio Booker Prize (1989), por *Os vestígios do dia*; a Ordem do Imperador Britânico (1995) e a Ordem das Artes e das Letras (1998), do Ministério da Cultura da França.

Sua consagração como escritor veio, no entanto, com a publicação de *Os vestígios do dia* (1989) e *Não me abandone jamais* (2005), ambos com aclamadas adaptações para o cinema. Trata-se de um autor contemporâneo, que desenvolveu um universo estético próprio, com obras-primas que apresentam personagens emblemáticas. Tem um texto denso, contudo, não obscuro.

Após uma década sem publicar, Ishiguro faz uma incursão pela fantasia com *O gigante enterrado* (2015), seu livro mais recente. Atualmente, vive em Londres com sua esposa e filha.

O escritor revela sua face contista ao público com *Noturnos: histórias de música e anoitecer* (2009). O livro reúne cinco contos que são como cardápios musicais com um tom de humor em todas as narrativas. O tema desses contos revela-se como alusão ao momento de não esperança de o talento ajustar-se ao sucesso.

Noturno será o conto aqui analisado. Narrado em primeira pessoa, exibe uma atmosfera delicada, com um toque de melancolia, onde o autor discorre sobre temas relacionados com o tempo, a memória, as relações afetivas e as ilusões que alimentamos para suportar a vida, o que requer uma leitura que não seja apressada.

POR QUE LER?

Noturno revela-se uma cômica história sobre um músico de *jazz*, Steve, que resolve fazer uma cirurgia plástica no rosto. Apesar do talento, não faz sucesso, segundo seu empresário, por ser feio. O conto revela conflitos sobre a ilusão da fama, as inúmeras frustrações, a ética, as possibilidades de os desejos serem realizados, temas recorrentes no cotidiano da humanidade.

Na primeira parte do conto, Steve descreve-se como um sax tenor que toca em várias bandas, que compõe para comerciais de carro e música tema de *talk show* para sobreviver de música. Porém, quando está em seu humilde apartamento, um minúsculo estúdio, sente-se como um talentoso músico de *jazz*.

Relata sua vida simples e a separação da esposa, Helen, que o troca por um homem rico e bem-sucedido no ramo de restaurantes. A ex-esposa sente-se tão culpada que propõe ao atual marido pagar pela cirurgia de Steve. Aliás, tudo isso parece muito comum no mundo musical na cidade de Los Angeles.

Bradley, o empresário ambicioso, convence Steve a criar uma teoria ilusória de que Helen não o havia abandonado, e sim armado um plano para que este aceitasse a intervenção cirúrgica. Sem rosto fracassado, tudo ficaria bem. Está em jogo o encantamento e a esperança por realmente conseguir fazer parte do primeiro time de músicos e recuperar a mulher amada. Como se isso tudo fosse um bálsamo de desejo.

Na segunda parte do conto, Steve já operado pelo Dr. Boris, cirurgião das celebridades de Beverly Hills, é internado em um hotel de luxo juntamente com uma famosa atriz. Afinal, celebridades não se recuperam em hospitais comuns. Continua a ambivalência emocional: ora percebe sua derrocada moral, ora se encanta com o mundo dos famosos.

Vizinho de quarto de Lindy Gardner, eles se tornam próximos. Como ressalta Lindy "aqui somos iguais". Steve revela seu desprezo por pessoas como Lindy, uma atriz de talento desprezível, mas que alcançou a fama. Amores certos, divórcios providenciais, *talk shows* importantes.

Na terceira parte do conto, Steve recebe a visita do amigo Lee, baterista de um bar em São Francisco. Conversam sobre música e sobre o passado até que o amigo comenta que Jake Marvell, um saxofonista sem talento, receberia o prêmio de Melhor Jazzman do Ano, justamente naquele hotel, na noite seguinte.

A circunstância aproxima Steve e Lindy. Indignado, frustrado, ele conta para a atriz aquela premiação, que se poderia chamar de blefe. Lindy solidariza-se com Steve, ouve suas novas composições, gosta, emociona-se. Ambos vivenciam momentos de felicidade e afeto, envoltos em ataduras, com esperanças de uma vida nova após o milagre dos belos rostos esculpidos pelo Dr. Boris.

Os dois pacientes vivem uma aventura surreal enquanto permanecem no hotel de luxo. Porém, essa proximidade lhes revela a diferença, a realidade, a forma de pensar de uma celebridade e do músico simples, não famoso. Verdades são ditas, angústias sentidas. Dias depois, Lindy tem alta, pois seria cuidada pelos empregados em sua mansão hollywoodiana.

De toda forma, apesar dos embates entre as duas personalidades, Lindy contribui para que Steve pense melhor sobre seus dilemas, para que possa superar uma separação amorosa, seguir em frente com sonhos possíveis.

Steve permanece no hotel, acostumado com as delícias do luxo, oscilando entre a esperança e o medo de não reatar o casamento com Helen, de pertencer ao primeiro time de músicos, de ser o ganhador do prêmio de Jazzman. Tudo ao som de *The nearness of you*...

No conto, as emoções suscitadas por belas melodias convivem com as limitações do mundo da música. Steve nos faz pensar sobre as subjetividades contemporâneas tão presentes na clínica cotidiana. A sociedade dita pós-moderna favorece o que se denomina a "cultura do narcisismo". Com tantas transformações contidas nas formas socioculturais, é importante considerar a condição narcísica que nos leva a questões de identidade na atualidade. Com um texto inteligente e bem-humorado, Kazuo revela de maneira primorosa os conflitos humanos.

18
A INSUSTENTÁVEL LEVEZA DO SER
DE MILAN KUNDERA

Felipe Corchs
Ana Carolina Fonai
Carolina Escalona Perroni

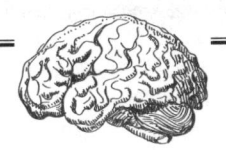

O escritor Milan Kundera nasceu em 1929, em Brno, na região da Morávia, antiga Tchecoslováquia (hoje República Tcheca). Após se formar na Academia de Música e Artes Dramáticas de Praga em 1952, publicou uma série de poemas, como *Maio passado* (1955). Conquistou fama internacional com seu primeiro romance, *A brincadeira* (1967), mas seu segundo romance, *A vida está em outro lugar* (1969), teve a publicação proibida na Tchecoslováquia.

Assim como ocorrera com muitas de suas personagens, a invasão russa de 1968 alterou drasticamente sua trajetória pessoal e profissional. Ao ser identificado como uma figura participativa da Primavera de Praga, Kundera foi demitido do Instituto de Altos Estudos Cinematográficos, impedido de publicar no país, e seus livros foram retirados das bibliotecas públicas. No entanto, suas obras começaram a ser traduzidas e publicadas na França a partir de 1973, e o reconhecimento posterior nesse país lhe rendeu diversos prêmios e um necessário asilo em 1975, quando foi dar aula na Universidade de Rennes. Em 1979, o governo tcheco revogou sua nacionalidade, e ele se tornou cidadão francês em 1981. Desde então mora em Paris com sua esposa.

Kundera recebeu diversos prêmios internacionais de literatura e é considerado um dos maiores escritores do pós-guerra, cujos trabalhos combinam comédia erótica com crítica política e especulação filosófica. É comum, em suas obras, um grande enfoque no comportamento humano, com atitudes e traços (ou padrões comportamentais) detalhados e repetidamente descritos, por vezes em detrimento de descrições físicas. Os conflitos humanos delineados são consistentemente amarrados a discussões filosóficas.

A insustentável leveza do ser, que é considerada sua principal obra, foi publicada pela primeira vez em 1984, em inglês e francês, mas foi só no ano seguinte que foi publicada no original tcheco. Devido à censura do governo comunista da Tchecoslováquia, seus livros foram banidos de seu país natal até a queda desse governo na Revolução de Veludo, em 1989. Esse livro tornou-se um *best-seller* nos anos 1980.

POR QUE LER?

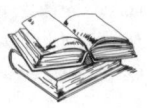

O romance tem como pano de fundo o clima de tensão política em Praga na época da invasão russa de 1968 e conta a história de quatro personagens fora de ordem cronológica e com sujeitos de narrativa alternados.

Tomas, um cirurgião de 40 anos, mulherengo, que adota a "leveza" como "filosofia de vida", não vê problema em suas traições e evita rótulos e ideais, acreditando que sua infidelidade é apenas física, sexual. Tem um filho cuja existência ignora completamente e não mantém qualquer contato com sua família de origem.

Tereza é uma mulher de origem simples que sofre com as agressões psicológicas da mãe, mas ainda assim busca seu reconhecimento. Trabalha como garçonete em um restaurante de hotel em uma pequena cidade tcheca, onde conhece Tomas. Esse encontro amoroso é definido pelo autor como "o resultado de seis acasos improváveis".

Na primeira noite em que ficam juntos, Tereza adoece, e Tomas passa a noite cuidando dela. A segunda vez que ela o visita traz uma mala pois precisa escapar de sua mãe cruel e acredita que ter conhecido Tomas era o seu destino. A fragilidade de Tereza suscita nele um senso de responsabilidade e compaixão, e a facilidade de sua entrega o faz sentir coisas que nunca havia sentido (como bem-estar ao dormir ao lado de outro alguém). Tomas interpreta esses sentimentos como amor.

Tereza é personificada pelo peso de quem se entrega de corpo e alma ao marido. Ela descobre que Tomas é infiel e se sente desestabilizada; a partir de então, em um esforço de lidar com a infidelidade, apresenta comportamento errático em diversas direções (ora ciúmes e agressão, ora desespero, ora aceitação, ora retribuição). Na tentativa de amenizar seu sofrimento, Tomas se casa com ela e compra um cachorro, Karenine, sem, no entanto, conseguir parar de se relacionar com outras mulheres. Sua vida parece guiada pelo conflito entre o desejo sexual e o amor por Tereza, enquanto a vida dela se pauta na necessidade de agradar à mãe e, depois, a Tomas. Apenas quando ela se vê fotografando os eventos da invasão de 1968 é que se descobre revolucionária, com uma missão e sentido para si. Essa faceta, no entanto, dura pouco, pois é esmagada pela vitória russa e consequente dominação de seu país. Quando o controle russo se torna insuportável, o casal foge para a Suíça, mas após poucos meses Tereza decide voltar a Praga sozinha. Tomas experimenta um breve fim de semana de liberdade; mas em seguida sente a ausência dela e vai a seu encontro em Praga.

Sabina, amante de Tomas, uma artista de espírito livre cuja compreensão da independência entre relação sexual e amorosa se assemelha à dele, leva a leveza ao extremo. Após sentir-se presa durante sua infância e adolescência (tanto pelo pai quanto pelas instituições juvenis comunistas que frequentou), o menor sinal de aprisionamento a assusta. Em Genebra, Sabina se envolve com Franz, e por mais que comece a sentir amor e apego, como sempre, não se permite vincular e prender nem mesmo por seus próprios sentimentos.

Franz (amante de Sabina) é um professor casado na Suíça. Após o abandono de sua mãe pelo pai quando tinha 12 anos, ele desenvolve um senso de responsabilidade e cuidado sobre as mulheres de seu convívio. Ironicamente, sua esposa, Marie-Claude, e sua filha, Marie-Anne, não se permitem cuidar por ele. Franz se envolve com Sabina e, posteriormente, deixa sua esposa para ficar com ela, mas novamente escolhe uma mulher que não se deixa cuidar nem prender. Sabina, ao se dar conta de que Franz está apaixonado e quer se comprometer com ela, muda-se para Paris.

A relação entre Franz e Sabina é marcada por mal-entendidos. Ambos esperam do outro atitudes diferentes das que poderiam ter, mediante quem de fato são. Essa discrepância de expectativas gera conflitos, mas enquanto Franz insiste em acertar o passo, Sabina é mais propensa a se esquivar como um todo.

As vidas das personagens são acompanhadas longitudinalmente, com diversos entrelaçamentos e desenrolares. Um dos aspectos fascinantes em relação a essa obra é a discussão de fenômenos humanos que interpela a história contada e o *insight* que as análises nos possibilitam em relação tanto à humanidade quanto à psicologia do próprio autor. Com frequência, Kundera interrompe a narrativa com discussões filosóficas e apresenta--nos de forma detalhada sua visão da intimidade das personagens. Sem qualquer pudor, ele confidencia ao leitor os aspectos das personagens que também fazem parte de si.

A partir de uma descrição tão abrangente de padrões de comportamento e relações interpessoais, inúmeras questões psicológicas poderiam ser discutidas aqui, mas selecionamos uma em particular. A obra parece discutir a sensação de eterna insatisfação sob o ponto de vista de algumas de suas personagens. Todos nós temos, em maior ou menor grau, esse sentimento, e, por mais que possa parecer condenável a olhos leigos, é provável que essa seja uma importante característica do ser humano, algo necessário a nossa espécie (e talvez a muitas outras).

Mas por que nos comportamos dessa forma? O que a psicologia tem a dizer sobre esse assunto? Uma busca em livros de psicologia experimental revelará que somos capazes de ter modulada nossa sensibilidade a estímulos do mundo de acordo com sua intensidade, frequência e qualidades. O contato repetido com um estímulo, por exemplo, pode causar algo que chamamos de habituação, ou seja, uma diminuição da intensidade de algumas de nossas respostas a tais estímulos. É provável que o contato do nosso corpo com a cadeira na qual estamos sentados ou com o livro que estamos lendo não esteja produzindo percepção consciente (pelo menos até o momento em que nos demos conta disso ao ler essa passagem), mas assim que sentamos ou pegamos o livro os sentimos. O que acontece é que o contato continuado levou à habituação.

Inversamente, outros contatos continuados ou repetidos podem nos deixar mais sensíveis ao estímulo em questão. Por exemplo, quando algumas formas de carinho se tornam mais prazerosas após algum tempo ou quando algo que nos causa dor se torna gradativamente mais doloroso conforme nos sensibilizamos pela repetição.

Mas se a apresentação repetida de um estímulo pode ter efeitos diametralmente opostos, o que define qual desses desfechos acontecerá? A psicologia não tem uma resposta definitiva para essa pergunta, mas tem algumas pistas interessantes a oferecer, e uma delas é observável no livro de Kundera.

Enquanto estímulos chamados apetitivos, que geralmente são prazerosos, causam com mais frequência habituação pela apresentação repetida, os estímulos aversivos, que costumam causar incômodo e sofrimento, com frequência levam à sensibilização se o contato for prolongado ou repetido. Aparentemente essa não é a única variável em questão, de forma que há situações nas quais nos habituamos a estímulos aversivos e nos sensibilizamos a estímulos apetitivos. Entretanto, é mais provável que seja essa a qualidade do estímulo que leva a desfechos diferentes nessas duas direções. Mas de que forma isso se relaciona com o livro? Bom, imaginemos uma dada situação em que nos encontramos já há muito tempo. Como todas as situações complexas da vida real, vai envolver um lado "bom" (estímulos apetitivos) e um lado "ruim" (estímulos aversivos). Apesar de serem processos comportamentais muito básicos, a mudança da nossa sensibilidade ao mundo vai alterar toda a nossa experiência subjetiva nas situações e a forma como nos relacionamos com elas. Como estamos há muito tempo nessa situação (estimulação prolongada ou repetida), haverá uma tendência do que é ruim ficar pior (sensibilização aos estímulos aversivos) e de nos acostumarmos ou deixarmos de dar valor às coisas boas (habituação aos estímulos apetitivos).

Talvez seja por isso que, quando trocamos de situação, sentimos alívio por nos afastarmos dos aspectos ruins aos quais estávamos sensibilizados e nos atraem os aspectos positivos do novo contexto, aos quais ainda não estamos habituados. Entretanto, com o passar do tempo, toda aquela sensação de leveza da nova situação vai se tornando insustentavelmente pesada conforme nos habituamos aos (agora não mais tão novos) estímulos apetitivos e nos sensibilizamos aos aversivos. Além disso, começamos a sentir saudades do que tínhamos de bom na situação antiga, uma vez que agora não houve dessensibilização delas e, paradoxalmente, a impressão de que eram problemas que tolerávamos melhor que os atuais ("des-habituação", se é que esse termo pode ser usado tecnicamente).

Estaria isso também por trás do velho ditado de que só damos valor quando perdemos? Eis algo que deve ser respondido com os avanços da psicologia. De uma forma ou de outra, o livro é repleto de exemplos desse fenômeno. Os conceitos de peso e leveza são percebidos com base nos movimentos de aproximação ou de afastamento das personagens, sempre em busca de satisfação.

Logo de início, Tomas, que sempre deu um jeito de fazer com que suas amantes fossem embora após o encontro sexual para dormir sozinho, sente um curioso prazer em dormir com Tereza. Por um tempo, parece que o prazer aumenta e fortalece os vínculos que estão sendo criados entre o casal. Mas logo Tomas começa a sentir falta da excitação de fazer sexo com alguém novo e descobrir seu corpo e seu íntimo pela primeira vez. Rapidamente, parece que estar apenas com Tereza não basta, e ele volta a se encontrar com suas amantes. Por vezes, Tereza descobre sua infidelidade, e ele experimenta culpa pelo sofrimento dela, mas, em pouco tempo, a necessidade de buscar novas emoções retorna e ele volta a traí-la.

Quando Tereza o abandona em Zurique, Tomas sente grande alívio; os estímulos aversivos (responsabilidade sobre Tereza e seu sofrimento devido às infidelidades), aos quais estava sensibilizado, desaparecem. Ele parece ficar feliz por sentir-se solteiro novamente e entusiasmado por entrar com contato com estímulos apetitivos aos quais não está habituado. Essa sensação, no entanto, não dura mais do que um fim de semana. Aos poucos, os estímulos apetitivos da relação com Tereza, que estavam habituados e não pareciam importantes, começam a fazer falta e ele se vê em desespero. Os aversivos previamente sensibilizados são esquecidos. Ele decide voltar para Praga para estar com ela, mesmo que essa decisão signifique perder um bom emprego e voltar para uma situação política que lhe traga grande desgosto.

Tomas parece agir da mesma maneira com relação a sua profissão. Quando tem que decidir entre assinar uma confissão com a qual não concorda e perder sua profissão, ele decide pela segunda opção. De início, sente-se revigorado pela ideia de ter longas férias, em um trabalho com menor responsabilidade, menor demanda de tempo e mais novidade (escapando, portanto, de alguns estímulos aversivos que sofreram sensibilização). Parece-lhe interessante a possibilidade de desenvolver novas habilidades profissionais e ter mais tempo para outras atividades pessoais. De fato, por um período, Tomas aproveita a leveza da atividade de lavar janelas. Mas mais uma vez os estímulos apetitivos previamente habituados voltam a ser valorizados, e ele sente falta da atividade médica. Essa é uma decisão, no entanto, que não tem volta. Não podendo mais voltar a ser médico, resta buscar uma nova atividade cujos estímulos aversivos ainda sejam desconhecidos e que os apetitivos, diferentes dos que está habituado agora, o atraiam. Nesse contexto, o casal se muda para o campo, e Tomas começa a trabalhar como motorista de caminhão.

Em relação a sua família, Tomas se divorcia da esposa antes de conhecer Tereza e, por um tempo, mantém-se em contato com o filho. Muitas vezes, a ex-esposa o chantageia em nome da criança, e esse estímulo vai gradualmente se tornando insuportável, até que ele decide romper com eles. A consciência de que seus pais não aprovariam tal atitude o faz, ao mesmo tempo, decidir pelo distanciamento, e seu sentimento primordial resume-se a alívio.

São tantas as situações na vida de Tomas que o levam a mudar de direção, ora indo de encontro aos estímulos apetitivos, ora fugindo dos estímulos aversivos, que se delimita um movimento cíclico denominado por Nietzsche de "eterno retorno", amplamente discutido por Kundera. Por sermos "criaturas do momento", o contexto atual controla fortemente nosso comportamento e, sem perceber, padrões periódicos podem ser desenhados.

Tereza, ao contrário de Tomas, parece apresentar habituação a um estímulo aversivo; sua reação à descoberta das infidelidades de Tomas é mais intensa no começo. Não apenas a primeira descoberta produz uma reação mais extrema do que as subsequentes, mas, após cada descoberta, ela parece passar por um período de grande ativação emocional para posterior anestesia, de tal maneira que quase se "esquece" das infidelidades, até ter uma nova prova irrefutável. Agradar a Tomas e ser amada por ele parecem manter constante alto valor apetitivo, e ela se mantém engajada em comportamentos que produzam tais consequências.

Obviamente, o que é aversivo e o que é apetitivo varia imensamente entre uma pessoa e outra. Enquanto, para Tereza, receber demonstrações de amor é bastante desejado, para Sabina é aversivo. Ela começa relacionamentos em busca de sexo e, à medida que a relação progride e começa a se transformar em compromisso, tal estimulação aversiva e sistemática produz tamanha sensibilização que ela age para se esquivar por inteiro, rompendo laços. A sensibilização de estímulos aversivos, para Sabina, parece ocorrer muitas vezes, em um "eterno retorno" de esquivas. Ela entra e sai de relacionamentos (não apenas amorosos) periodicamente, mudando inclusive de país para esquivar-se dos estímulos aversivos que se tornaram insuportáveis. Da mesma forma, a habituação de apetitivos é breve, e a excitação inicial das novidades é logo substituída por tédio.

Franz, diferentemente de Sabina, mantém-se comprometido a despeito de como se sente momentaneamente. Não é que não haja habituação dos estímulos apetitivos ou sensibilização aos aversivos, mas parece que outras variáveis começam a fazer diferença em suas decisões, como as experiências anteriores com traição e lealdade. Seu casamento não o satisfazia muito antes de conhecer Sabina, mas ele se manteve casado. Ao longo da relação com ela, sentia forte ameaça de abandono, mas habituava-se e persistia.

Após o fim de seu relacionamento com Sabina, começou a namorar uma aluna da universidade em que dava aula, mas continuava pensando na ex-amante. O que quer que sua nova namorada apresentasse em termos de estímulo apetitivo era ofuscado pelas boas lembranças, provavelmente exageradas pela forma em que o relacionamento terminou; Sabina o abandonou antes que ocorresse habituação. Seguindo nesse padrão, Franz prossegue no relacionamento com a aluna, mas se comporta de forma a impressionar Sabina. É apenas quando sofre uma grande desilusão ao tentar agradar a ex-amante que percebe que não estava sensibilizado à atual namorada e volta a valorizá-la.

Mesmo em uma discussão a respeito de processos comportamentais universais (como habituação e sensibilização), a individualidade encontra-se expressa no que é apetitivo ou aversivo para cada indivíduo. Kundera reconhece essa idiossincrasia quando discute leveza e peso. Cada personagem lida de maneira muito pessoal com as situações, e, por consequência, denomina-se peso ou leveza de acordo com a direção de seus movimentos. O autor questiona se peso e leveza são, respectivamente, características negativas e positivas, ou se algum deles é melhor do que o outro. A história das personagens nos mantém na relativização: Sabina sofre com a leveza quando vai para Paris, porque, ao trair Franz, traiu a si própria e novamente ficou sem nenhum ponto de apoio. Tomas sofre com o peso de Tereza, mas quando ele é removido, não suporta ficar sem ele. Karenine confere cadência à vida de Tomas e Tereza, e isso parece lhes trazer paz. Franz busca o peso de cuidar de alguém. Todos menos Sabina saboreiam momentos de leveza breves, mas logo voltam a buscar peso. Ela sofre com a ausência de peso, mas continua a evitá-lo. "Einmal isr keinmal" uma vez é pouco, uma vez é nunca, uma vez não conta. A leveza também não significa felicidade.

Essas diferenças pessoais nos lembram que o que é aversivo e o que é apetitivo para cada pessoa constrói-se de modo gradual em sua história de vida, com contribuições genéticas e culturais. Não há fórmulas universais para a satisfação e a felicidade, mas o que dá movimento à vida é a busca.

19
AS BRASAS
DE SÁNDOR MÁRAI

Orestes V. Forlenza
Dorli Kamkhagi
Alice Mathiason Lewi
Débora Silveira Martins Silva
Táki Athanássios Cordás

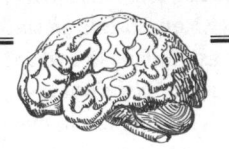

Um escritor húngaro que teve seus livros proibidos pelo regime comunista em seu próprio país entre 1956 e 1988, que continuou escrevendo em húngaro nos Estados Unidos, onde se exilou, tendo sido traduzido e publicado em inglês apenas na metade dos anos 1990. Esse brevíssimo resumo da carreira de Sándor Márai já pode sugerir a dimensão de sua obra, dotando-o de uma improbabilíssima fama. Mais improvável ainda porque húngaro é, dizem, "a língua que o diabo inventou" ou, como diz Chico Buarque, em *Budapeste*, "a única língua que o diabo respeita".

Cabe ainda lembrar que a maior parte de seu sucesso ocorre apenas após sua morte, em 1988. Na França, por exemplo, seu primeiro livro foi publicado em 1989. Sándor Márai nasceu em Kassa (hoje Kosice, na Eslováquia) em 1900. Autor de 46 livros, poeta, dramaturgo e jornalista correspondente do *Frankfurt Zeitung* na França. Como crítico literário, foi o primeiro a escrever revisões sobre a obra de Kafka, o que, convenhamos, não é pouco.

Em 1948, já era escritor reconhecido em seus país quando se exilou pelo fato de ser um crítico feroz do regime comunista implantado após a Segunda Guerra. Vários de seus livros permitem uma impressionante imersão emocional: *O legado de Eszter*, *Divórcio em Buda*, *Rebeldes*, *Confissões de um burguês*, entre outros. *As brasas*, porém, nos parece insuperável.

POR QUE LER?

As brasas passa-se no século XIX na Hungria, mais precisamente no interior dos Montes Cárpatos, em um país marcado pela forte fidelidade a suas raízes e pela fervorosa lealdade à pátria. O livro trata das paixões, das dores e das tragédias que se estabelecem na relação entre dois grandes amigos, Henrik (o general) e Konrad. Sua amizade teve início na juventude, e eles passaram por todas as mudanças e vivências, dos estudos iniciais à academia militar, sempre cúmplices e unidos, quase como uma unidade, para se sentirem mais fortes ante o mundo em que viviam, o qual enfrentava mudanças políticas e transformações sociais.

Passando por toda a decadência da nobreza e mudança de hábitos de diferentes classes sociais, somos levados a viajar no tempo por meio dos diálogos internos que se estabelecem entre Henrik, nosso protagonista principal, e seu passado, nos quais fantasmas e sombras desfilam, tendo na vingança um elemento forte e arrebatador.

É muito interessante observar a vida de Henrik, um general ancião que costumava vivenciar antigos rituais com os quais havia se habituado ao longo da vida. Morava em um castelo – do qual quase nunca saía –, frequentava sempre os mesmos lugares e fazia as mesmas coisas, como se o mundo não pudesse lhe reservar surpresas. Era perfeccionista e controlador, não apenas com sua própria vida, mas também com a de familiares e pessoas próximas. A nova ordem que se estabelecia na sociedade era para ele inquietante e ameaçadora, posto que incontrolável.

Desde pequeno, necessitava da presença de alguém para se sentir seguro; não suportava se sentir só. Nesse sentido, suas relações eram simbióticas: foi assim com Nini (a ama que o amamentou e acompanhou da infância à velhice) e com o amigo Konrad – ambos viviam como gêmeos no útero da mãe. Cabe ressaltar que, durante a juventude, a única coisa que os separava era o dinheiro: Konrad pertencia a uma família de origem humilde, que fazia de tudo para que o filho se tornasse uma obra-prima, realizando, assim, o que eles mesmos nunca fizeram em suas vidas. Quando jovem, era muito rígido, limitava-se a seguir regras, como se não pertencesse a si mesmo. Percebia que o sentimento de responsabilidade o paralisava. No entanto, Konrad foi capaz de mudar seu destino. Permitiu-se quebrar o pacto, abandonar o papel de soldado e amigo que aceitou representar para satisfazer às expectativas dos pais e de Henrik.

A partir do momento em que Henrik toma consciência da possível traição de seu amigo com sua amada esposa, Kristina, ele se isola do mundo. Passa a viver no passado, preparando-se para o dia da vingança: "O general tinha entregado sua alma e seu destino para a solidão, não acreditava em nada. Esperava e só. Tudo era tão latente, dando a impressão que tinha acabado de acontecer". Não consegue seguir adiante, perdoar. Fica preso ao próprio ressentimento. Lembrar-se do machadiano Dom Casmurro não é um despropósito.

Após 41 anos sem qualquer contato, o velho general aristocrata recebe uma carta do amigo. A hora da verdade finalmente havia chegado. Acontece um duelo de palavras e silêncios, histórias, acusações e evasões. O passado vem à tona. Porém, a consulta do general é mais para si próprio do que para seu convidado, com quem inicia um ajuste de memórias.

O tema e eixo central desse livro é a lealdade entre amigos. Embora as personagens pertencessem a mundos diversos, as diferenças acabavam completando o que era vivenciado como falta entre eles. O triângulo amoroso se faz presente nessa trama amorosa e cheia de contradições. Essa obra trata ainda das paixões e vicissitudes humanas que, levadas a suas mais profundas instâncias, nos remetem à traição e à morte como último refúgio da lealdade quando esta deixa de existir.

As brasas nos fala de um tempo no qual o envelhecer, com antigos fantasmas e medos, acaba por desencadear isolamento e paralisação diante da vida. As colocações e reflexões do protagonista levam o leitor a questionar seus próprios valores em relação a temas universais da alma humana: amizade, paixão, traição, fidelidade, lealdade, envelhecimento e morte.

Assim como muitos pacientes e não pacientes, Henrik esperava que o outro lhe respondesse suas questões, que lhe dissesse a verdade. Na presença do outro (o que também acontece no processo psicoterápico), surge a possibilidade de ouvir a si mesmo.

Ao recontar sua história, Henrik redescobre sua essência. A partir da escuta interna, finalmente compreende a realidade: "o fogo purificador do tempo eliminou da memória todo o vestígio de raiva". Com o envelhecimento, pode-se ir esclarecendo o significado das coisas e, só com o tempo, pode-se olhar o passado com olhos de piedade. Por meio de novas ressignificações, o passado deixa de ser tão sombrio e passa a ter um novo lugar no presente.

O grande mistério do romance são as perguntas, pois as tão esperadas respostas não vêm. A obra nos revela a importância de se questionar. Somente no momento em que interroga o amigo, Henrik pode sair da certeza que o paralisava em busca do verdadeiro significado. Uma verdade que sempre esteve dentro dele, que está dentro de cada um de nós. "Sempre sabemos qual é a verdade, essa outra verdade que se esconde atrás dos papéis que representamos, das máscaras, das circunstâncias da vida."

20

O LEGADO DE EZSTER
DE SÁNDOR MÁRAI

Luis Pereira Justo
Táki Athanássios Cordás

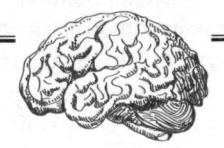

Sándor Márai, escritor húngaro, nascido em Kassa (hoje Kosice, na Eslováquia) em 1900 e falecido em 1988, como todo grande autor, é fiel às funções maiores da literatura, como transformar a perplexidade do ser humano diante de seu universo em belas narrativas. A atividade literária constrói um modo paralelo de existência, possibilita exercícios de significação e, com algum pragmatismo, cria esperança de sentido para as vidas humanas e para o cenário em que se implantam. Esse brilhante húngaro cumpre sua tarefa sem arredondamentos. Caminha entre frestas. Não se furta a espaços vazios.

Em *O legado de Ezster*, encontramos uma novela cuja estrutura é, na verdade, de conto. Não só por sua brevidade, mas pela economia de descrições fatuais e pela abundância de sugestões. Parece haver na escolha dessa forma a assunção de um tipo de humildade, imposta pela compreensão da complexidade dos temas a tratar, o que torna quase invariavelmente insuficientes as descrições exaustivas. Isso também pode ser compreendido como um sinal de grandeza do escritor. O livro fala do impacto da moral e da ética do comportamento nas relações humanas. Toma-se aqui o conceito de moral como conjunto de valores efetivamente explícitos, ativos e articulados pelo comportamento social dos seres humanos em determinado contexto de espaço e tempo, funcionando como diretrizes mais ou menos objetivas para as ações e os posicionamentos; e ética como a atividade de reflexão/discussão dos valores e das atitudes do homem, que questiona os comportamentos, tentando buscar o bem e identificar o mal em dado momento da história.

POR QUE LER?

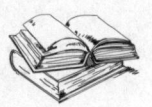

Trata-se de uma história marcada por múltiplas transgressões cometidas por uma personagem, e de como seu proceder é inapropriadamente entendido pela maioria dos outros, sobretudo por Ezster. E essa narrativa desdobra-se em apontamentos sobre o ônus que pode advir da ilusão e de como a destrutividade pode ocultar-se nos meandros do amor. Atos transgressivos podem assumir diferentes sentidos nas interações humanas, como, por exemplo, ser elementos de revoluções para romper ordens estabelecidas, que são ou se tornam indesejáveis. Podem, ainda, permitir a renovação e a realização de ideais. Além disso, podem representar a evolução. Todavia, também podem ser a representação de aspectos bastante ignóbeis do caráter do homem. Transgredir, nessa obra, é algo que determina a anulação da importância dos demais indivíduos pelo sujeito transgressor, levando à coisificação destes para diversos usos e, por fim, ao seu descarte. Márai constrói uma narrativa que trata dos efeitos determinados pela conduta de alguém mentiroso e francamente desonesto, chamado Lajos, para com a família à qual ele se liga pelo casamento. A história também revela o que esse tipo de conduta pode promover em certas relações. Aqui se vê algo como uma intrigante sujeição de uma vítima a seu algoz. A vítima, Ezster, é a narradora.

Após muitos anos de ausência, Lajos, viúvo, escreve à cunhada, Ezster, anunciando seu retorno para uma visita. Antes de se casar com Vilma, a irmã de Ezster, ele estabelecera uma furtiva relação de sedução com esta.

Tocada pela possibilidade do amor e dotada de personalidade um tanto rígida, mas sobretudo muito conscienciosa e aderente aos preceitos morais de seu mundo, ela tornara-se cativa da própria fantasia e do marido de sua falecida irmã. A carta de Lajos desperta lembranças e ativa sentimentos já relativamente esmaecidos. Até então Ezster vivia com tranquilidade e relativo conforto, junto a uma velha parenta, na casa herdada de seus pais, onde havia um pomar que garantia o sustento de ambas. Lajos ressurge, em um domingo, acompanhado de um grupo que inclui seus filhos, já adultos. É recebido, e mais ou menos festejado, por vários daqueles a quem prejudicara no passado. Alguns demonstram não ter esquecido o que ele fez, e outros parecem considerar menos relevantes os eventos negativos do passado. Contudo, no passado, cada personagem foi, de alguma maneira, atingida pela desonestidade de Lajos. Durante o encontro, ele convence Ezster a legar-lhe os poucos bens materiais que a ela cabiam, a casa e o pomar. Acena-lhe com a possibilidade de viverem juntos, ou próximos, e de realizarem o que até então teriam sido apenas sonhos ocultados. Enreda-a, mobilizando nela sentimentos que a tornam mais suscetível à realização de seu intuito (dele), inclusive inculcando-lhe culpa pelo que ele foi, pelo que não foi e pelo o que eles não viveram e poderiam ter vivido. Sua filha com Vilma contribui na tarefa de manipular Ezster, com revelações forjadas para ressaltar a ideia de que Lajos realmente amara a cunhada e que não pudera ter com ela a relação que veladamente desejava. Ezster acaba por ceder e fazer o que lhe é solicitado. Por fim, sozinha e pobre, asilada em uma instituição, consegue dar-se conta de até onde a levaram a falta de escrúpulos de Lajos e a persistência de sua própria negação em encarar a real situação de ambos e, assim, preservar-se. Pode, nessa altura, retratá-lo sem a premência de servir à manutenção de sua fantasia acerca do amor. Cabe ao leitor retratá-la.

O foco mais aparente da trama está no relacionamento de Lajos com Ezster, mas as demais personagens, em um fundo sutil, contribuem para o desenho do enredo e abrem caminhos para a reflexão sobre o que se passava com os dois. Nunu é a familiar distante na estrutura do parentesco, mas muito próxima afetivamente, sensível, atenta e capaz de suportar os aspectos mais desagradáveis das motivações nas ações das personagens, sem disfarces, e com alguma ironia. Endre e Tibor são também vítimas menores dos golpes de Lajos e funcionam como testemunhas dos acontecimentos e da perseverança de Ezster em "se entregar" a Lajos. Vilma, já morta, é um elo entre as personagens principais. Há também Laci, o irmão de Vilma e Ezster, que introduziu Lajos na família quando eram estudantes e companheiros de moradia, e que parece nunca ter superado certo fascínio por ele ou apreendido inteiramente os traços menos favoráveis de seu caráter. Como Ezster percebe já na maturidade tardia, o comportamento de Lajos não era norteado por qualquer tipo de amor, amizade, compaixão ou outro sentimento que desse real importância àqueles que com ele se relacionavam. Era, antes, motivado por egoísmo, frieza e futilidade. Ele engendrava estratégias de relacionamento e atitudes que se tornavam cruéis, mesmo sem a intenção de que assim o fossem.

A percepção ou a interpretação de que ele não pretendia causar mal, mas somente não cuidava de evitá-lo, turvou durante muitos anos a capacidade de Ezster de "enxergar" Lajos com maior nitidez e de tentar se proteger dele. De certo modo, julgou que ele fosse como uma criança amorosa, mas imatura, que não podia ser inteiramente responsabilizada pelo mal que fazia. O modo de proceder de Lajos era-lhe, em grande medida, estranho. As referências que balizavam os planos e as ações dele não coincidiam com as de Ezster, sobretudo naquilo que urdia o senso de obrigação moral e de responsabilidade. O véu de mistério mantido sobre a natureza de suas intenções servia como permissor para a sobrevivência das fantasias, que mantinham os mecanismos de dominação que Lajos exercia sobre ela, e já havia exercido, em menor escala, sobre seus familiares. Ezster é a contraposição de Lajos. E, de algum modo, seu complemento. Não se eximiu nunca de cumprir o que entendia ter assumido como sua obrigação, mesmo que não tivesse havido formalização do compromisso. Ela ia até as últimas consequências com que podia arcar para realizar o que supunha ser seu papel nas relações afetivas, em especial no tocante a ele. Conservou o fio amoroso que havia tecido em sua juventude. Atou-se. Serviu-se disso para dar sentido a sua vida. Guardou-se solteira e disponível para Lajos. Indisponível para a relação com um homem próximo, mais inserido em sua realidade objetiva.

Sándor Márai esboça a imagem de uma mulher interiormente rica, com capacidade afetiva, mas também moldada e restringida pelas condições socioculturais de sua família e grupo social, onde o bom tom residia em não se falar abertamente sobre aspectos mais crus das relações humanas, que deviam permanecer na penumbra. O autor permite ver com maior precisão a personalidade de Lajos, dotada de características que não são estranhas a muitos de nós, mas que é sempre um desafio a nossa capacidade de compreensão, assimilação e interação, por vezes inescapável. É, na aparência, uma variante do protótipo de caráter que tomamos como normal. Porém, quando nos detemos em uma apreciação cuidadosa, vemos que é bem mais do que isso. Trata-se de um modo de ser e agir que define alguns indivíduos e que acaba por tornar a convivência com eles bastante complicada e mesmo arriscada. Seu jeito de ser e de se relacionar com outras pessoas parece não mudar em sua essência com o decorrer do tempo. Trata-se de um modo de constituição do ser, que pode ser designado por diferentes nomes, como personalidade antissocial, sociopatia, psicopatia ou personalidade dissocial, conforme o referencial classificatório que utilizemos. A psicanálise freudiana a qualificaria de perversa quanto à estrutura. Curiosamente, o comportamento inerente a esse tipo de personalidade também já foi chamado de loucura moral. Pode-se falar em um modo de funcionamento, sobretudo pela forma como a pessoa vê a si mesma e os outros, que não se assemelha ao de pessoas de seu meio social ou familiar. Isso, no entanto, nem sempre se mostra evidente. Esses indivíduos não são sensíveis aos sentimentos de ninguém, não se preocupam com as consequências de seus atos, não assumem responsabilidades, não sentem remorso ou culpa. Para satisfazer seus desejos, não respeitam barreiras e "usam" aqueles com quem se relacionam, manipulando-os sem qualquer pudor. Embora possam viver paixões, são pouco capazes de experimentar os sentimentos de amor, solidariedade e compaixão. Lançam mão da mentira e do engano com uma facilidade que lhes é peculiar. Quando inteligentes, podem exercer com maestria a arte da sedução e conseguir maior e mais perigoso controle sobre quem momentaneamente seja alvo de seu interesse. Podem iniciar relações com facilidade e prontidão, mas, com frequência, essas acabam por se deteriorar devido a suas atuações inescrupulosas. Há situações em que as transgressões resultam em crimes passíveis de punição legal e, eventualmente, essas pessoas acabam em presídios. Talvez, porém, na maior parte dos casos, suas atitudes não conduzam a consequências tão extremas, por sorte ou por algum tipo de previdência, ou mesmo por haver certa gradação na intensidade de tais características, implicando o fato de que, em algumas dessas personalidades, restam elementos de sensibilidade e algum temor por afetar abertamente o próximo. Esses indivíduos podem observar alguns limites, o que lhes permite exercer reiteradamente comportamentos prejudiciais a outros, que não percebem com clareza o que se passa. Assim, é menos fácil reconhecer esse tipo de personalidade e se precaver.

    Uma dúvida que acomete e inquieta a muitos acerca de pessoas como Lajos é se são normais e, portanto, completamente responsáveis por seu modo de ser e agir. Questiona-se ainda se seriam portadoras de algum tipo de doença mental que as livraria total ou parcialmente da responsabilidade pelo que praticam. A psiquiatria as diagnostica por meio de critérios razoavelmente objetivos, mas e aqueles que não têm familiaridade com conceitos próprios do exercício de profissões relativas à saúde mental? Além disso, mesmo para um psiquiatra que é capaz de estabelecer um diagnóstico para esses indivíduos, restam árduas questões sobre a natureza desse transtorno e suas fronteiras como tal e seu lugar entre os diferentes acometimentos patológicos no campo da mente. Aparentemente, todos os seres humanos podem, em algum momento de suas vidas, atuar em inconformidade com os preceitos morais ou agir sem considerações éticas. Mas normalmente isso não representa um padrão para a maior parte das pessoas. Em geral, aqui há a possibilidade de compreensão psicológica por meio do conhecimento dos contextos em que esses atos de transgressão acontecem. Fazem, portanto, parte das imperfeições humanas. Por mais que os indivíduos não sociopatas (ou psicopatas, antissociais, perversos) anseiem por benefícios obtidos por meio de transgressão ou queiram se sentir acima de leis e proibições, não podem sustentar por longo tempo a postura de desconsiderar a existência do outro. Acaba por haver certa infiltração do sentimento de identificação com o outro, do colocar-se no lugar do outro, sensibilização pelas consequências de seus atos sobre ele ou, ao menos, desconforto com a autoimagem e temor das sanções advindas do reconhecimento de ações moralmente condenáveis por parte da sociedade. Assim, erigem uma função de censura entre suas vontades e fantasias e a transcrição disso para a realidade atuada. Abrem mão das recompensas advindas de atos que não respeitem o princípio da equidade primordial de direitos.

    Sempre com muita sensibilidade e delicadeza, Márai aborda os modos de entrelaçamento que se estabelecem na interação entre Lajos e as demais personagens. Semeia, no enredo, indicações do que seriam as reações daqueles que acreditaram primeiramente ser protagonistas no relacionamento e, depois, pensaram ser coadjuvantes de menor importância, acabando por descobrir que só tiveram o papel de instrumentos. Para além do desconcerto inicial das personagens, vai surgindo, para o leitor, o sentimento de repugnância em relação a Lajos. Além disso, revela-se a dimensão trágica de suas relações com os outros. A inteligência e o bom senso das "vítimas" custam a ser úteis, quando chegam a ser.

    Parece intrigante o fato de pessoas como Lajos transitarem de modo relativamente livre pela vida, muitas vezes sem sofrerem sanções. Talvez isso possa ser explicado, pelo menos em parte, pela aparente semelhança que guardariam com os outros seres humanos, na vontade de buscar mais livremente a realização do desejo, das vontades. A falta de limites e o comportamento transgressor podem ser significados como traços de coragem pelo rompimento com normas sociais que podem não fazer sentido, que determinam a hipocrisia e a mediocridade daqueles que não têm a força para se rebelar, e se obrigam a renúncias debilitantes. Todavia, ao olhar mais atento, a questão é de natureza muito diversa, pois o que se impõe se traduz em egoísmo, brutalidade e primitivismo, os quais podem persistir em certos indivíduos a despeito das forças civilizadoras que devem surgir na alteridade, na convivência com o outro. O ser social precisa, em alguma medida, compartilhar valores e submeter-se a normas. Precisa ter um comportamento caracteristicamente moral, regido pelo imperativo nas leis que regulam o relacionamento entre os habitantes de determinado mundo. E, nesse mundo, há sempre espaço para o exercício de reflexão sobre a propriedade e a adequação dos valores e normas. No caso de seres como Lajos, não há esse exercício ético. Não há comportamento moral. Eles parecem não dispor do maquinário necessário para tanto. As normas podem ser intelectualmente entendidas, mas não imprimem marcas afetivas e são desprovidas de importância, exceto quando significam empecilhos mais concretos à realização de seus caprichos ou à satisfação de suas necessidades. O valor que o outro pode ter é circunstancial, instrumental e, de modo algum, é visto como parceiro complementar na rede social. Os fios que tecem a trama constitutiva da sociedade não são apreciados, não há zelo por eles. Não só há um vácuo ético, mas uma aberração estética. A fruição do belo, nesses casos, quando existe, não passa pela sensibilidade genuína, que permite o reconhecimento amoroso da incompletude e falibilidade humanas, fomentador da união, do amparo solidário, da proximidade determinada pela identificação da semelhança com o outro e da necessidade do vínculo com ele. Pois é preciso perceber que a beleza constitui-se também nos desvãos formados pelo limite ao gozo do sujeito e da transmutação do seu desejo. Que ela brota para compensar essa falta em que o indivíduo vislumbra sua condição mais verdadeira, que é a de não poder prescindir dos outros no esforço para ultrapassar a solidão do viver.

Ao fim da leitura restam ainda indagações sobre aquilo que move Ezster em toda a sua trajetória: o que ela realmente sabia sobre Lajos? Foi mesmo enganada? Lajos foi agente da frustração ou da realização enviesada de seu desejo?

21

JOGO DOS TRONOS:
UMA CANÇÃO DE GELO E FOGO
DE GEORGE R. R. MARTIN

Pedro Gomes Penteado Rosa
Sofia Barbieri de Senço

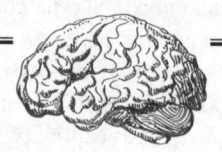

Considerado por muitos o "Tolkien moderno", George R. R. Martin nasceu em 1948 na pequena cidade de Bayone, New Jersey, Estados Unidos. Filho de um estivador e o mais velho de três irmãos, desde a infância interessou-se por seriados de televisão com a temática sobrenatural, como *The twilight zone*. Ainda criança, começou a escrever contos fantásticos, que vendia aos colegas. Na adolescência, desenvolveu um interesse por xadrez, que praticava na escola. Nessa época, passou ainda a escrever histórias em quadrinhos, criando seus próprios super-heróis.

Sua paixão pela escrita continuou enquanto estava na Universidade Northwestern, onde, em 1970, se formou com louvor em Jornalismo, vindo a concluir mestrado na mesma área no ano seguinte. Ainda em 1971, teve seu primeiro trabalho, um conto intitulado *The hero*, publicado na revista de ficção científica *Galaxy*.

Após a conclusão dos estudos, trabalhou como professor na Universidade de Iowa e militou contra a Guerra do Vietnã. Publicou uma coleção de contos em 1976, *A song for Lya and others*, e, no ano seguinte, lançou seu primeiro romance, *The dying of the light*. Também trabalhou como editor em outros projetos literários de ficção científica.

Apesar de já ser reconhecido no mundo da fantasia e da ficção científica, ainda não havia conseguido alcançar grande sucesso comercial até o início dos anos 1980. Passou, então, a escrever para a televisão, trabalhando em uma refilmagem de *The twilight zone* em 1986 e, depois, em *A bela e a fera*. A partir daí, decidiu dedicar-se exclusivamente à escrita.

No início dos anos 1990, começou a trabalhar em uma série de fantasia inspirada na medieval Guerra das Duas Rosas, ocorrida na Inglaterra; esse projeto ganharia o nome de *A song of ice and fire*, sendo o primeiro livro da série publicado em 1996, sob o título *A game of thrones*. Esta última obra constitui justamente nosso objeto de análise.

Seus livros não tiveram sucesso imediato, mas as vendas aumentaram gradualmente a cada volume lançado devido à propaganda e às recomendações dos próprios leitores. O quarto livro, *A feast for crows*, publicado em 2005, tornou-se *best-seller*, assim como o quinto, *A dance with dragons*, publicado em 2011. Também nesse ano os livros foram adaptados para a televisão, em formato de série, chamada de *Game of thrones*. Produzida e transmitida pelo canal HBO, a série televisiva alcançou também grande sucesso, o que proporcionou maior visibilidade aos livros.

Diante de tal êxito, a série e os livros hoje acumulam milhares de fãs. Reverenciado por muitos leitores, George R. R. Martin tem sido, entretanto, criticado devido ao longo tempo decorrido entre a publicação dos livros (houve um intervalo de seis anos entre a publicação do quarto e do quinto volume). Muitos fãs também se preocupam com o fato de a série televisiva estar "ultrapassando" a trama dos livros, o que pode gerar diferenças entre o que foi escrito e o que vem sendo apresentado na série.

Analisando a intrincada trama e o sacrifício de personagens, é fácil imaginar um jogo de xadrez em ação, herança da juventude do autor; os elementos sobrenaturais também se relacionam com sua longa admiração e atuação na literatura fantástica e de ficção científica e contribuem para fazer da obra de Martin algo realmente único na literatura.

POR QUE LER?

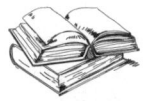

Game of thrones é um longo épico, ainda não terminado, com incontáveis personagens e diversas tramas paralelas. A história se passa em um mundo de características medievais, porém geograficamente diverso do nosso. No início, Martin apresenta a família Stark, os lordes do gélido Reino do Norte, um dos chamados Sete Reinos. Apesar de, no começo, todos os reinos estarem reunidos em paz, acabam pouco a pouco por se separar a partir do momento em que o Rei dos Sete Reinos, Robert Baratheon, convoca seu amigo Eddard Stark para se tornar uma espécie de primeiro-ministro, a "mão do rei", após a suspeita morte de Jon Arryn, que ocupara o cargo pacificamente por muitos anos. Enquanto isso, somos apresentados a Daenarys Targaryen, outra personagem bastante importante na história, que se encontra em outro continente do mesmo mundo; ela é prometida em casamento a um importante comandante de hordas de cavaleiros chamados Dohthraki, compromisso este arranjado por seu irmão Viserys Targaryen, que visa retomar o trono que fora "usurpado" de seu pai, Aerys Targaryen, por Robert Baratheon e seu aliados (entre eles Eddard Stark).

Apesar de essa trama poder soar como trivial ou mero exemplar de ficção e fantasia, seu desenrolar aos poucos destrói qualquer sustentáculo dessa ideia. Inicialmente, fica claro quem são os heróis, como a família Stark (por quem é muito fácil sentir simpatia) e os vilões (como a família Lannister, representada pelo incestuoso casal Jaime e Cersei, esta última rainha e esposa de Robert Baratheon). Entretanto, a capacidade do autor de criar grandes personagens atribuindo-lhes personalidades únicas e marcantes e de fazer proliferar, em suas biografias, elementos ambíguos e dilemas insolúveis acaba por construir uma obra de ficção fantástica com rara e muito valiosa verossimilhança. Reforçam esses elementos a forma como as personagens reagem e amadurecem (ou não) diante das diversas reviravoltas que o autor impõe ao enredo, muitas vezes de forma dramática e cruel. Ao escrever cada capítulo sob o prisma de uma personagem importante, o autor vai fornecendo dados biográficos cruciais que, associados a sua capacidade de descrever estados mentais e vivências que afetam irremediavelmente suas personagens, permitem ao leitor uma profunda compreensão do desenvolvimento de cada uma delas.

Como exemplo de desenvolvimento complexo, podemos citar a personagem Arya Stark, a mais nova da prole do clã Stark. No início da trama, ela é uma criança rebelde, mas adorável. Após passar por traumas importantes, como ver seu pai sendo traído e decapitado em praça pública, tem o curso de sua vida drasticamente alterado, com muitos conteúdos de ódio e vingança. Também podemos citar a personagem Cersei Lannister, rainha manipuladora, inescrupulosa, emocionalmente instável e perversa, cujos motivos passamos a compreender ao nos depararmos com capítulos sob seu ponto de vista, o que nos ajuda a conhecer um pouco sobre sua história de vida. À medida que passa a se encontrar desamparada, isolada e frustrada, Cersei se entrega ao consumo crescente de álcool, e sua instabilidade e crueldade tornam-se cada vez mais predominantes, culminando com atos autodestrutivos.

Como não poderia faltar a um longo épico fantástico ao menos em parte inspirado em *O senhor dos anéis*, de Tolkien, a obra de George R. R. Martin descreve um mundo que, embora tenha características medievais, revela culturas, religiões, povos, idiomas e história próprios. Além disso, figuras mágicas progressivamente surgem ao longo do enredo e se amalgamam com o restante da trama sem que esta perca seus importantes tons de realidade. Vale ressaltar que o grau de detalhamento e de coerência interna de todos esses elementos é admirável e ajuda a fazer dessa obra um marco da literatura do gênero.

Apesar da frequente comparação com Tolkien, o autor tem um estilo mais realista ao desvelar as relações humanas na história, mostrando personagens com falhas de caráter e preocupadas com seus próprios problemas e compensações, o que contraria uma visão maniqueísta de personagens más, preocupadas em obter poder, *versus* personagens boas e altruístas, defensoras da paz. O autor também é famoso por não ter "misericórdia" de suas personagens principais e mais queridas pelo público, sendo que algumas delas morrem cedo e de forma inesperada na trama. Sobre isso, George uma vez comentou se ver compelido a mostrar a guerra como realmente é: uma situação na qual pessoas que não julgamos merecedoras também sofrem, morrem e são mutiladas.

Em resumo, tanto o impressionante poder criativo do autor quanto sua brilhante capacidade de criar personagens profundamente humanas tornam fácil a decisão de indicar a leitura dessa obra para qualquer um que se interesse pela interface da saúde mental com a literatura.

22

CONFISSÕES DE UMA MÁSCARA
DE YUKIO MISHIMA

Fábio Tapia Salzano
Táki Athanássios Cordás

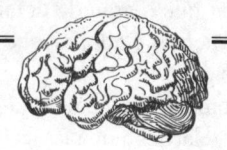

Yukio Mishima (1925-1970) é um dos mais conhecidos e admirados autores japoneses, três vezes indicado ao Prêmio Nobel de Literatura. Escritor prolífico, produziu 14 novelas, 18 peças teatrais, um musical, 20 ensaios, um filme e 20 livros de histórias curtas, tendo várias de suas obras traduzidas para diferentes idiomas, inclusive português.

Além de sua qualidade literária, seu interesse por política, como defensor de um ideário de direita, um dandismo extravagante e um fanatismo pelo culto ao corpo físico foram alguns de seus traços mais marcantes.

Chegou a fundar um exército particular, o *tatenokai* (sociedade de defesa), que comandava com trajes militares, executando exaustivos treinamentos; submetia-se a horas de treinamentos físicos e karatê, e dizia menosprezar pessoas gordas, pois eram preguiçosas e desleixadas com seu corpo.

Em um de seus mais famosos contos, *Patriotismo*, posteriormente transformado em curta-metragem pelo próprio autor, que o dirigiu e nele atuou no papel principal, expressa claramente suas ideias a respeito de honra e coragem. No final do filme, Mishima representa uma morte por *seppuku* (conhecido no Ocidente como haraquiri), o que viria a ser um ensaio de seu próprio suicídio em 1970.

Casado e pai de dois filhos, embora predominantemente homossexual, teve diferentes parceiros e parceiras ao longo da vida.

Seu suicídio cerimonial, em 25 de novembro de 1970, após invadir o quartel general das forças militares em Tóquio, foi minuciosamente planejado (inclusive com a orientação de ter sua cabeça decepada por um membro do *tatenokai*) e chocou não apenas o Japão, mas a todos os amantes da literatura.

Yukio descreve o costume japonês de *seppuku* em uma entrevista:

> Não posso acreditar na sinceridade ocidental, pois ela é invisível, mas, na época do feudalismo, julgava-se que ficasse localizada em nossas entranhas e, quando precisava demonstrá-la, tínhamos que abrir a barriga a faca, para que ficasse visível. E isso também servia como símbolo de estoicismo do soldado, do samurai: todo mundo sabia que era o método mais doloroso de suicídio. E o motivo que os levava a preferir essa morte terrível era porque permitia provar a coragem do samurai. Esse modo de morrer foi uma invenção japonesa que os estrangeiros não puderam copiar.

Entre suas principais obras traduzidas para o português, estão *Cores proibidas*, *Mar inquieto*, *Pavilhão dourado*, *O marinheiro que perdeu as graças do mar* e *Confissões de uma máscara*, que será aqui discutido. *Confissões de uma máscara*, sua segunda novela, foi escrita quando ele tinha 23 anos, tornou-se sucesso literário enorme e transformou seu jovem autor em celebridade.

POR QUE LER?

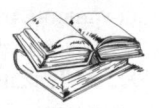

O protagonista de *Confissões de uma máscara* chama-se Kochan; suas ideias e comportamentos serão acompanhados ao longo de quatro capítulos por meio de uma narrativa em primeira pessoa.

No primeiro capítulo, Kochan fala da sensação de lembrar-se de fatos desde que era bebê e de como os adultos lhe diziam ser isso impossível, achando-o já diferente de outros de sua idade. Ele próprio, entretanto, aponta dúvida nessa capacidade. A razão é que se recorda de seu primeiro banho logo após seu nascimento, com reflexos do sol no tanque e brilhantes ondas de água, mas isso seria impossível, já que nasceu à noite.

Kochan nasceu em 1925, dois anos após o grande terremoto que assolou Tóquio. Devido a perdas financeiras decorrentes de atitudes inadequadas de seu avô, nasceu em uma casa alugada em um bairro pouco nobre da cidade. Ele também suspeita que sua avó, que odiava o marido, pudesse ter algo de depressiva. Os avós moravam no térreo, e os pais no primeiro andar, mas em seu quadragésimo nono dia de vida, a avó insistiu para que ele dormisse ao lado de sua cama, para que não houvesse riscos de ele cair das escadas.

A partir dos 4 anos, periodicamente passava mal, sendo que, na primeira crise, foi praticamente considerado impossível que se recuperasse, e a família achou que a morte era certa.

É nessa idade que o protagonista relata a fixação em relação a um trabalhador, principalmente em sua vestimenta jeans escura, não entendendo ainda o porquê da adoração por essas calças apertadas.

Com o tempo, Kochan passa a fascinar-se por condutores de transportes públicos (alegremente adornados por flores nos feriados) ou por bilheteiros do metrô, devido a suas túnicas azuis com fileiras de botões dourados, pronunciando um caráter fetichista. Isso despertava a sensação de que essas pessoas tinham vidas trágicas, mas que ele estaria excluído dessas vivências.

Outra lembrança marcante da infância de Kochan é o cheiro de suor dos soldados que via marchar. Sentia que era como a brisa do mar, pairando acima da costa, inebriando suas narinas e o intoxicando. Afirmava, porém, que, naquela idade, ainda não haveria uma conotação sexual, mas que o excitava imaginar qual o destino desses soldados e como morreriam, novamente trazendo o fetichismo à baila.

Ao longo da infância de Kochan, há a descrição da personificação que fez de Tenkatsu, uma mágica da época. Ele se veste com o quimono mais exuberante de sua mãe, usa uma faixa estampada de rosas, cobre a cabeça com crepe da China e se maquia. A família desaprova sua conduta, e sua mãe fica cabisbaixa. Kochan fala que percebe, naquele momento, como era diferente de outras crianças e como seu gosto por vestes femininas aumenta com a idade e após assistir a filmes de cinema, como *Cleópatra*. Tais cenas também demonstram o caráter fetichista do narrador.

Nas histórias infantis, entretanto, sua identificação era com os príncipes, nunca apreciava as princesas. Gostava mais daqueles que eram assassinados, esfaqueados ou decapitados ou até mesmo dilacerados por mordidas de dragão. A avó o proibia de brincar com meninos de sua idade pelo medo de lhe acontecer algo ou para que não aprendesse "coisas ruins". Assim, só tinha a companhia das babás ou de três meninas escolhidas a dedo. Seu irmão e irmã mais novos, no entanto, não foram criados pela avó, tendo mais liberdade do que ele tivera.

O restante do capítulo versa sobre outros acontecimentos e lembranças de fatos por parte do protagonista.

No segundo capítulo, nosso narrador está inicialmente com 12 anos de idade e conta que a família se divide para morar em duas casas: os avós e ele, em uma, e seus pais e irmãos, em outra. Rapidamente, o pai requisita sua volta ao lar, separando-o da avó em uma cena descrita como um melodrama moderno. Pouco tempo depois, o pai é transferido para Osaka, mas o restante da família continua em Tóquio. Passa também a frequentar a escola.

A partir disso, Kochan começa a se dar conta de seus desejos homossexuais. Relata fontes de excitação, como os corpos desnudos de rapazes nas praias durante o verão, nadadores na piscina Meiji c até mesmo o jovem marido de uma prima. Em certo dia de ausência escolar, ele acha livros de arte que seu pai mantinha escondidos porque não gostava que os filhos os manuseassem, temeroso de que o filho mais velho ficasse atraído pelos nus femininos, mas Kochan zomba da premissa errada, pois eram as figuras masculinas que lhe despertavam desejos eróticos.

O ápice das descrições dessas figuras é a do quadro *São Sebastião*, de Guido Reni, em exibição no Palazzo Rosso em Gênova (hoje essa obra está no Musci Capitolini em Roma). Apaixona-se pelos braços musculosos do guarda pretoriano amarrado ao tronco de uma árvore pelos pulsos. Sua nudez e beleza o encantam, bem como as flechas cravadas em seu corpo. Não acha que é dor que emana do rígido abdome ou do peito desnudo, mas um prazer melancólico, tal qual a música. A excitação leva à masturbação e, com isso, Kochan tem sua primeira ejaculação, sendo o início do que ele chama de "maus hábitos".

Além disso, afirma que telas retratando São Sebastião são classificadas pelo médico alemão Magnus Hirschfeld como obras de arte muito preferidas pelos invertidos, ou seja, homossexuais. Os invertidos também, em sua maioria, teriam impulsos sádicos interligados ao prazer. Hirschfeld foi pioneiro na defesa de homossexuais, fundando, em 1896, o Comitê Científico-humanitário que organizou uma petição ao governo alemão pela revogação da lei que criminalizava a homossexualidade, tendo como signatários nomes como Albert Einstein, Thomas Mann, Rainer Maria Rilke e Herman Hesse.

Kochan era um dos poucos estudantes que não era interno na escola, com a desculpa de ter uma saúde frágil, mas a razão era seus pais temerem que ele aprendesse as temidas "coisas ruins". Outro desses alunos era Omi, que fora expulso da vida em dormitório devido à "delinquência", o que chamou a atenção de Kochan. Omi havia repetido de ano 2 ou 3 vezes, sendo mais velho que Kochan. Seu físico era privilegiado, ombros e peito musculosos, olhos tentadores, gargalhada desdenhosa, e diziam que seu membro masculino era gigantesco.

Em um dia de inverno, Kochan encontra Omi escrevendo seu nome na neve. Conversam brevemente e Omi esfrega luvas de couro no rosto de Kochan, explicando sua preferência por esse material em vez da lã, que crê ser para crianças. O protagonista revela-nos que se apaixona por ele nesse instante e o considera o primeiro amor de sua vida. Anseia pela chegada do verão para talvez vê-lo nu e pelo desejo desavergonhado de observar "aquilo que é grande" nele.

Nas ocasiões cerimoniais da escola, era costume que os estudantes usassem luvas brancas com botões perolados. No dia do Imperador, Omi estava lutando com colegas em cima de um tronco suspenso, e Kochan não conseguia parar de olhar as mãos calçadas dele durante essas disputas, embasbacado pelos movimentos precisos, como as patas de um jovem lobo.

Após ter derrotado vários colegas e devido a sua superioridade física, ninguém mais ousa se aventurar. Omi grita que eram todos covardes, quer continuar brigando. Kochan, então, voluntaria-se para o novo embate. Omi ataca-o com seus dedos enluvados, finge cair a todo momento e, com um golpe dele, Kochan consegue agarrar seus dedos da mão direita, sentindo-os tesos nas luvas brancas. Olham-se por instantes, e Kochan tem certeza de que, nesse átimo de tempo, Omi percebe o quanto está apaixonado por ele. Caem quase simultaneamente, e Omi o levanta do chão e o ampara, sendo um deleite esse roçar de braços que perdura enquanto andam juntos por alguns minutos.

Em uma aula de ginástica, Omi demonstra como se exercitar na barra fixa, vestindo uma camiseta branca sem mangas. É a primeira vez que Kochan vê a profusão de pelos nas axilas dele, contrastando com sua clara pele. Seus ombros incham com os movimentos como nuvens no verão, e a excitação é tanta que Kochan tem uma ereção. A visão das axilas de Omi faz com que Kochan passe a ter fetiche a respeito das suas próprias, passando a examiná-las longamente após o banho, esperando o aparecimento dos pelos. Kochan olha-se e deseja que um dia seus ombros e peito se pareçam com os de Omi, mas ao mesmo tempo pensa que nunca terá o ideal físico dele.

Ao voltar das férias de verão, descobre que Omi havia sido expulso da escola e nunca mais o encontra.

Nesse capítulo, Kochan começa a ter sonhos e fantasias com sangue, tortura, violência física e morte. Fala sobre seu imaginário teatro assassino, onde jovens gladiadores romanos sacrificam-se para entretê-lo. Essas mortes são permeadas com ferimentos que causam muito sangramento. É proibido o uso de armas de fogo ou de instrumentos de tortura, uma vez que não produziriam a profusão de sangue. As melhores armas seriam as brancas, usadas preferencialmente no abdome, pois infligiriam grande sofrimento e agonia ao alvo. Os aspectos sadomasoquistas do narrador são bem descritos nesse capítulo. Em uma dessas fantasias, a vítima é um colega nadador com um corpo bem torneado, pego por dois cozinheiros que estavam preparando um banquete cujo prato principal seria o próprio estudante. Ele é despido e colocado em uma grande baixela de prata. Kochan indaga aos convidados por onde começar o canibalismo e, sem ter respostas, crava o garfo no coração, com o sangue espirrando fortemente em seu rosto.

O terceiro capítulo compreende a metade final da adolescência de Kochan, passando-se durante a Segunda Guerra Mundial. Nosso narrador fica obcecado pela ideia de que a vida seja um palco e de que ele não poderia revelar sua verdadeira personalidade enquanto estivesse atuando, estando implícito que sua homossexualidade e seu sadomasoquismo deveriam permanecer em segredo.

Em uma conversa com outros colegas a respeito da suposta paixão de um deles pela motorista de ônibus escolar, Kochan fala que a razão disso é a sensualidade despertada pelo uniforme apertado no torso, explicando ao leitor que ele nada mais faz do que uma analogia ao que sente ao ver uniformes, porém em corpos diferentes do que o dessa mulher. Novamente a homossexualidade e o fetichismo vêm à tona.

Ele se percebe diferente dos colegas, que facilmente se excitam só de ouvir a palavra "mulher", enquanto acha-a tão atraente quanto "lápis" ou "automóvel". Eles tinham uma ereção ao ver a foto de uma mulher nua, enquanto Kochan excitava-se com a imagem de um jovem grego. Quando se masturbava, nunca o corpo feminino era objeto de seu desejo.

Kochan relata, ainda, brevemente a paixão platônica que sentia por um novato de 16 anos na escola, Yakumo. Cita novamente Hirschfeld, que descrevera a paixão que alguns, desde a Grécia antiga, têm por efebos, reconhecendo jovens como objetos de sua paixão.

Em 1944, no ano anterior ao fim da Segunda Guerra Mundial, Kochan gradua-se no colégio e entra na Faculdade de Direito por imposição de seu pai. Chega a ser chamado para se juntar ao exército, porém, ao apresentar-se à comissão médica, fazem erroneamente o diagnóstico de tuberculose, dispensando-o. Kochan descreve algumas cenas do horror que os bombardeios causaram em Tóquio, além da miséria e da destruição estampadas no rosto das pessoas.

Nesse momento de sua vida, ele passa a relatar visitas a Kusano, um dos poucos amigos do colégio com que continua tendo contato. Kochan conhece sua irmã mais nova, Sonoko, e, mesmo sem qualquer atração física por ela, decide que poderia tentar amá-la. Fala que talvez o amor platônico pudesse suplantar o carnal. Kochan viaja para visitar Kusano no acampamento onde ele está com Sonoko e sua família. Indaga-se se ele próprio está ou não representando um papel na busca de uma vida normal, tentando apaixonar-se por uma moça. Cobrando-se ainda mais, pensa que tem como obrigação amá-la. Ela, por sua vez, escreve a Kochan a primeira carta de amor, deixando-o em êxtase a princípio, mas novamente o conflito que vivencia surge: sente-se atraído pelos marinheiros e soldados, mas não por ela. A atração é ainda maior em suas fantasias com os torsos masculinos e jovens, que, se feridos com arma branca, ficariam ainda mais excitantes com todo aquele sangue pulsando na pele glabra.

Uma amiga da família chega a beijá-lo várias vezes, mas Kochan não sente prazer na situação. Tenta enganar-se dizendo que a razão é estar apaixonado por Sonoko, com quem troca cartas com frequência, uma vez que ela e sua família saíram de Tóquio com medo dos bombardeios aéreos que assolaram a cidade. Em uma visita a Sonoko, beijam-se, mas isso não desperta prazer em Kochan. Kusano escreve a ele indagando sua real intenção com sua irmã, mas assegurando-o que sua amizade sempre será a mesma, independentemente de sua resolução. Kochan fala da carta a sua mãe e escreve ao amigo negando sua intenção de casar. O capítulo assim termina, além da notícia da explosão da bomba atômica em Hiroshima.

Por sua vez, no último capítulo, a guerra está prestes a terminar. Já no início, Kochan fala que sua irmã falecera e que Sonoko casara-se pouco tempo após a morte dessa, acontecimento esse ao qual não atribui tanta importância. Além disso, um colega de faculdade indaga sobre a virgindade de Kochan e propõe-se a acompanhá-lo a um bordel. Algum tempo depois, acabam indo. Kochan tenta relacionar-se com a prostituta, mas não consegue ter relação, e ele e o amigo não falam sobre essa noite quando se encontram na faculdade. Passam a frequentar algumas pequenas festas na casa de um amigo. Às vezes, bebia-se muito e algumas mulheres acabavam deitadas, lânguidas, com as saias levantadas, mas Kochan continuava a não ter qualquer prazer nessas visões, repetindo a si mesmo que não era humano e que se mostrava incapaz de qualquer contato físico mais íntimo. Em um passeio pela cidade, Kochan se depara com Sonoko. Conversam um pouco e se separam. Outro dia, ao visitar Kusano, Kochan a encontra novamente. Ficam sozinhos por um momento, e ela lhe pergunta o real motivo de não terem se casado. Ele responde o mesmo que já dissera antes, sentia-se muito novo para assumir tamanha responsabilidade, mas que não havia descartado definitivamente essa hipótese. Entretanto, logo Sonoko acaba se casando, o que o faz colocar a culpa nela pelo fato de não terem ficado juntos.

Kochan e Sonoko passam a se encontrar periodicamente para conversar, mas sem qualquer envolvimento amoroso. Em um desses encontros, durante o verão, param em um bar ao ar livre. Jovens conversam à luz do sol, e um rapaz de cerca de 21 anos chama a atenção de Kochan. Está sem camisa, com rígidos músculos peitorais e uma faixa de tecido envolvendo seu abdome. Seus ombros bronzeados pareciam banhados de óleo, destacando ainda mais a tatuagem de peônia em seu peito. Kochan é inundado pelo desejo sexual, esquecendo completamente a existência de Sonoko. Imagina como ficaria esse rapaz em uma briga, com uma lâmina dilacerando sua barriga e a faixa encharcando-se de sangue. Com essa cena, Sonoko acaba de fato entendendo por que Kochan não se casara com ela. O término do livro se dá com outra descrição que mistura as fantasias sexuais e sadomasoquistas de nosso narrador, lembrando em muito o que viriam a ser o futuro e a morte de Yukio.

23
EXTRAORDINÁRIO
DE RAQUEL JARAMILLO PALACIO

Fellipe Augusto de Lima Souza

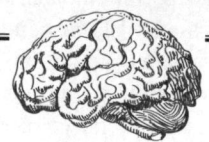

Raquel Jaramillo Palacio nasceu em 13 de julho de 1963, em Nova York, onde reside com sua família. *Designer* gráfica de formação, trabalhou por mais de 20 anos na direção de arte de diversas histórias, aguardando o momento certo para escrever um livro de sua autoria. Em uma tarde ensolarada, levou seu filho de 3 anos para tomar um sorvete. Quando estavam na fila, ele avistou uma criança que tinha uma deformidade facial e começou a chorar imediatamente. Envergonhada com a reação do filho, Raquel tentou levá-lo para longe, buscando minimizar o constrangimento que tinha causado à criança e a sua família, porém acabou piorando ainda mais a situação. Algum tempo depois, quando estava distraída em seus aposentos, escutou uma canção chamada *Wonder*, de Natalie Merchant, que a fez se lembrar imediatamente da criança que havia avistado na sorveteria, entendendo aquilo como um sinal para começar a escrever seu livro e ensinar uma lição para a sociedade sobre a síndrome de Treacher Collins.

POR QUE LER?

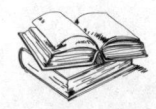

Extraordinário retrata a história de August Pullman (Auggie), um garoto de 10 anos, com uma síndrome genética rara que ocasiona alterações estruturais nos ossos da face, na mandíbula e nas orelhas. O medo de ser diferente é um dos maiores impactos dessa síndrome, gerando uma elevada insatisfação em relação à região do rosto e baixa autoestima decorrentes dos problemas com a aparência. A maioria das crianças tem uma tendência ao isolamento social, por receio de serem julgadas pelas cicatrizes e deformidades no rosto.

A história é contada de forma fragmentada, dividida em oito capítulos, cada um deles narrado por uma personagem que fez parte da vida de Auggie. Essa organização oferece ao leitor a possibilidade de empatizar de forma genuína com os diferentes lados de uma mesma história, deixando-o sensível a cada uma delas e encantado ao observar o enredo se construindo ante seus olhos.

Auggie morava com os pais, sua irmã, Via, e sua cachorra, Deyse. Antes dos 10 anos, nunca frequentara uma escola de ensino regular, pois, ao longo desse tempo, havia realizado 27 cirurgias e procedimentos médicos em seu rosto, o que dificultava sua ida à escola. Por esse motivo, os pais resolveram educá-lo em casa. Ao entrar na escola, como não conhecia o funcionamento desse ambiente, acabou se deparando com diversos desafios, entre eles: a exposição de seu rosto, olhares de estranhamento e comentários sobre sua aparência ao decorrer de todo o ano letivo.

Auggie será o foco de nossa análise psicológica, sendo uma criança que, na primeira infância, começou a perceber que algo em si causava alguma espécie de estranhamento nas pessoas ao redor, não em sua família ou pessoas conhecidas, mas em desconhecidos que não estavam acostumados com sua presença. Ele reconhecia seu impacto pelos olhos arregalados das pessoas, que, a fim de disfarçar qualquer tipo de incômodo, imediatamente desviavam o olhar quando ele o retribuía. Essas reações o deixavam confuso sobre a percepção de sua imagem, tendo dúvidas sobre o que causava essa sensação de estranhamento nos outros. Distante dos olhares dos desconhecidos, ele se considerava uma criança comum, realizando e gostando de coisas e brincadeiras comuns, vestindo-se normalmente. Porém ele percebia que ninguém ficava encarando as crianças comuns, dando-lhe pistas de que em algo era diferente das demais. Ao ser levado para fazer diversas cirurgias em seu rosto, ele tinha, agora, uma outra evidência de que algo nele deveria ser consertado. E assim prosseguiu. Realizou diversas cirurgias para aprender a falar, comer, andar, mas nenhuma que o ajudasse a ser uma criança comum. Diante disso, surgiu o desejo de ter um rosto comum, a ambivalência de ser invisível e o interesse em ser astronauta – sim, ter um capacete de astronauta – para não ser notado mesmo sendo notado, para poder andar sem chamar tanta atenção mesmo chamando muita atenção por estar de capacete. E foi assim, na ambivalência, que Auggie começou a organizar a autoimagem.

Como não podia esconder seu rosto, *a priori*, ele se adaptou, olhando sempre para o chão e tentando decifrar as pessoas pelos calçados que usavam. Aprendeu a fingir que não percebia a careta das pessoas; na verdade, não só ele, mas seus familiares também se tornaram muito bons nisso. Assim, sentia-se amparado por seu grupo, usando do humor para sair de situações embaraçosas, assim como seu pai. Auggie estava se adaptando às exposições de seu bairro, metaforicamente de peito aberto, conseguindo lidar com o mundo dos adultos. Entretanto, o mundo das crianças era mais cruel, bem mais cruel! Ao chegar a parquinhos ou lugares onde havia crianças, Auggie percebia que elas corriam em direções opostas. Algumas começavam a chorar, outras mudavam de brinquedo, todas se distanciavam. Era mais difícil lidar com esse universo, pois as crianças não sabiam disfarçar, ou, se sabiam, era perceptível a diferença em comparação com o disfarçar dos adultos. Esses impactos deixavam Auggie extremamente triste; por isso, usava o capacete de astronauta como refúgio, abrigo e lugar de proteção. Ele viveu por muitos anos se protegendo nesse lugar, fugindo de qualquer tipo de exposição fora de sua casa. Mas, agora, aos 10 anos, tinha de encarar o mundo das crianças na escola. Até então, tinha ideia do impacto de seu rosto por meio de olhares, choro das crianças, distanciamento e tantas outras pistas, porém ninguém havia verbalizado isso para ele.

A escola para Auggie foi o período em que, sem escolhas, teve de enfrentar grande parte de seus incômodos. Às vezes, lembrava do conselho de sua mãe: "Se não gosta de onde está, imagine um lugar que gostaria". Auggie fazia isso para tentar achar consolo ante as diversas exposições relacionadas a seu rosto. Teve vários apelidos velados nos corredores da escola, tendo a sensação de que as pessoas sempre estavam falando sobre ele. Isso o fazia eventualmente evitar a hora do recreio no pátio, assim como ambientes em que houvesse muitas crianças. Porém, persistiu, mantendo-se exposto e amigável, mostrando que, por meio dessa exposição, teria a oportunidade de deixar as pessoas verem além de sua aparência. E foi com essa resistência que conseguiu ultrapassar as barreiras da vergonha, mostrando inteligência, senso de humor, lealdade e comprovando que todos nós podemos ser extraordinários.

A história de Auggie descreve a realidade de muitas pessoas que sofrem da síndrome de Treacher Collins, apresentando problemas com a imagem corporal e de autoestima, dificuldades na formação de vínculos e esquiva social. A personalidade de enfrentamento e a perseverança de Auggie demonstram como é possível essas crianças pertencerem a grupos sociais e serem reconhecidas por seus talentos. O filme ganhou espaço nos cinemas em 2017, sendo um sucesso nas bilheterias ao redor do mundo ao levantar as discussões relacionadas às diferenças dentro das escolas. Além disso, ajudou a alertar os pais sobre a necessidade de trabalhar a empatia e o respeito entre as crianças para, assim, transformar a escola em um espaço de segurança e bem-estar.

24
HISTÓRIA DO CABELO
DE ALAN PAULS

Maria José Azevedo de Brito
Táki Athanássios Cordás
Tatiana Dalpasquale Ramos
Lydia Masako Ferreira

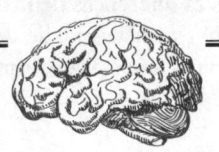

Alan Pauls, escritor argentino, escreve de forma pessoal e íntima ao conectar o mundo secreto com uma dimensão pública e histórica muito acentuada. Nesse sentido, aponta e nivela a loucura do ser humano à da sociedade em que vive. A trama de *História do dinheiro* encerra a trilogia que teve início com *História do pranto* (2008) e *História do cabelo* (2011). Nos três volumes, Pauls disseca a sociedade argentina a partir de três elementos que estamos fadados a perder: as lágrimas, o cabelo e o dinheiro.

POR QUE LER?

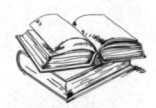

História do cabelo traz uma personagem obcecada por cabelo: "o louco do cabelo", como é chamada. Suas preocupações ocorrem em um contexto ritual do corpo – um homem que vaga por Buenos Aires, entrando e saindo de salões, em uma espécie de suspensão, como uma promessa, momento esse provocador de tensão por ficar nas mãos do outro, que tem como falho, mas também por não saber o que fazer com a falta da crítica do estado mórbido, condenado a pensar no cabelo, se deve cortar muito, pouco, deixar crescer, não cortar mais, raspar, rapar a cabeça para sempre. Este último comportamento talvez se configure como tentativa de voltar a uma fase de conforto, ou de eliminar o problema, ou, ainda, de assinalar a gravidade e a complexidade de uma condição mental e o quanto não é fácil livrar-se dessa excessiva e angustiante preocupação – "Raspe meu cabelo. Mas não jogue fora. Vou levá-lo comigo".

O narrador toma conta da história, e o que surgem são pensamentos integrados no corpo do texto; por isso, suas frases tornam-se longas e intrincadas, como o intrincado período da história da Argentina. O cabelo é, portanto, tanto a personagem principal quanto o indicador de uma época que nos remete ao sofrimento humano com a aparência.

Tudo começa com a preocupação da personagem com a falta de pelos em outras regiões do corpo que não a cabeça, tão livres de pelos quanto um golfinho, como refere. Tem cabelo demais, ao considerar os carecas da família. Mas a aflição de ser imberbe e a profusão de cabelo loiro e liso pouco adiantam para o que está em questão – a fase das proezas corporais que é a adolescência. Portanto, não são as cabeças, mas os corpos, em particular peito, axilas, pernas, região púbica, que o perturbam inicialmente. Pensa que tudo é questão de tempo e, por isso, espera até que a preocupação toma o lugar da cabeça, quando o cabelo deixa de ser só mais um cabelo, um entre todos, um como outros, transformando-se na esperança de um cabelo melhor, superior, desejável.

O país se agita e, com ele, muda-se o gosto e a estética que acompanham a moda e a mídia. Do loiro, cor burguesa e de "sipaio" por excelência, o cabelo passa por transformações para se adequar ao cacho e ao estilo afro. Não obstante, ainda que deseje pertencer a um padrão e ser igual aos outros, trata-se de uma adaptação distorcida com dificuldades no autocuidado, uma insatisfação que não está associada à moda e à política ou a qualquer tipo de engajamento quando "só percebe aquela transição política, a que vai do eclipse do liso à ascensão irrefreável do afro, de maneira oblíqua, numa segunda instância". Fixado em questões do corpo que explicam sua própria dinâmica – estático, inerte, absorto –, o cabelo transforma-se então em algo pessoal e especial, cujo drama é íntimo e mudo.

A figura do pai surge e chama a atenção para o ridículo da mudança, sentida pela personagem como uma marca irreversível; e é a primeira vez na vida que precisa cortar o cabelo. Ter cabelo é uma condenação porque é ter a possibilidade de perdê-lo, mas, pior que isso, é ter que cortá-lo, e cortá-lo é exatamente o contrário de perdê-lo. Aprende, nesse movimento, a dor da falta traduzida pela insatisfação de que não cortem bem o cabelo, que, apesar do corte perfeito, o efeito seja efêmero, que o corte fantástico que ilustra a foto da revista e serve de modelo não combine com o seu cabelo ou com a sua face. De qualquer forma, cortar o cabelo é rejuvenescê-lo, e o ato em si provoca uma espécie de fervor exultante e arrebatador, que nada tem a ver com a satisfação de se ver bem, na medida em que há o efeito imediato, quase eufórico, que muitas vezes faz com que passe despercebido o efeito tempo, que frequentemente traz deterioração, tristeza e decadência. Medo e fascinação confundem-se. Euforia e benefício não se distinguem. Não sabe o que mudar; talvez porque nada possa dar conta da sua inominável insatisfação. Confirma de soslaio a imagem satisfatória que espelhos, vidros, pranchas metálicas ou qualquer outra superfície refletora devolvem de seu cabelo para se apresentar bem ao outro. Não obstante, há momentos em que sente, ao sair do salão de beleza e ao reconhecer sua nova face na vitrina, a mesma explosão de desejo cego, sem objeto. Ele é o próprio objeto.

O livro começa descrevendo os principais sintomas de um indivíduo que tem uma grande insatisfação com uma região da aparência – o cabelo –, revelando a extrema preocupação que se traduz em pensamentos obsessivos: "Não passa um dia sem que pense no cabelo. Está condenado a lidar, volta e meia, com o assunto. [...] escravo do cabelo [...]", mesmo após a morte, ou seja, nem a morte poderia livrá-lo da vida do cabelo. O cabelo – seu sofrimento subjetivo – era maior que a própria vida. A personagem carrega em si o sofrimento do sintoma da dismorfia corporal.

O narrador começa descrevendo o ritual de lavagem do cabelo em um salão de beleza, mostrando o foco e a fixação no detalhe, em detrimento do todo: "[...] a primeira imagem é sempre um rosto. O rosto é o fenômeno por excelência, o único objeto de adoração para o qual não há defesa nem remédio. É algo que se aprende muito jovem [...]", de uma personagem que está sempre à mercê do outro, do olhar do outro, sem defesas. "Olha-se no espelho e tudo lhe dá medo: que não seja verdade, que seja um feitiço, que o feitiço se quebre [...]", mostrando a imagem flutuante, sinônimo de uma identidade frágil.

Além disso, somos confrontados com o principal objetivo e causa de sofrimento de um indivíduo com o transtorno dismórfico corporal (TDC) – sempre se pode melhorar – "[...] como ele, que é um 'caso', com seu probleminha, continua indo a salões pela primeira vez? E, no entanto, é assim: ele continua. Não pode não continuar. É a lei do cabelo. Cada salão que não conhece e no qual se aventura é um perigo e uma esperança, uma promessa e uma armadilha".

Ao mesmo tempo, é colocado no lugar de um tradutor, ainda jovem, revelando-nos essa identidade emocionalmente frágil e vulnerável. É quando o olhar do outro corta, manda, tem peso e lhe mostra a leveza que não tem ante a maturidade que considera ter: "[...] – logo ele, que não tem nem vinte e três anos e já parece ter quarenta – [...]". O narrador ressalta ainda a importância da opinião do outro, o espelho que nos orienta, a busca da perfeição, os padrões que não necessariamente são os mais adequados e fidedignos, a fragilidade das relações e o quanto o aspecto social da personagem está prejudicado, assinalando sua falta de traquejo social quando o observa "[...] meio tímido, pouco dado a se socializar, extrai principalmente a maneira com que o obriga a se abrir para o mundo, a necessidade [...]". De fato, indivíduos com sintomas leves a moderados de TDC, ou seja, que preenchem todos os critérios diagnósticos, mas não apresentam comprometimento psicossocial importante, ou na presença de sintomas subclínicos, que não preenchem todos os critérios para TDC, pois não necessariamente causam prejuízo significativo ao seu funcionamento global, estudam, trabalham e mantêm relações afetivas e sociais funcionais, apesar do sofrimento.

Em certas ocasiões, esse desconforto, vergonha, inibição ou constrangimento com a própria imagem ridicularizam-no e potencializam o isolamento e percepções de autorreferência por

> [...] sua suscetibilidade, sinais de um retraimento, um apego à convenção e um "medo do corpo" – como ouve depois, enquanto foge escadas abaixo, alguém comentando em voz baixa – nos quais jamais lhe ocorreria pensar, de tanto que fazem parte de sua natureza, se não fosse confrontado pelo sarcasmo com que os atores o olham – eles, que não estão vivos se não têm alguém olhando para eles – e por sua própria imagem, desamparada e hesitante, refletida no espelho que ocupa de ponta a ponta toda a parede mais extensa da sala.

Essa ansiedade de não saber e de não ter referências é expressa em níveis de extrema insegurança e incerteza em relação à própria imagem do corpo e do lugar que ocupa para e no outro.

O narrador tece histórias que provocaram a atenção da personagem para o cabelo. Pelo tempo de duração, eis que surge a dúvida: "Quanto tempo faz, concretamente, que o cabelo está a rondá-lo, a solicitá-lo, a atormentá-lo?". E ressalta a presença da vulnerabilidade, associando-a à própria morte:

> Há um momento na vida em que ele começa a pensar no cabelo como outros pensam na morte. Não assim de repente, ah, o cabelo! Não, ele não descobre algo cuja existência ignorava. Sempre soube que o cabelo está ali, entocado em algum lugar, mas pôde viver perfeitamente sem levá-lo em conta, sem torná-lo presente. Não descobre uma experiência, mas uma dimensão; não algo que sua vida não tivesse incluído até então: algo que já estava nele, trabalhando-o em silêncio, com uma paciência de ruminante, à espera do momento oportuno para acordar e emitir os primeiros sinais de uma vida visível. A morte é um exemplo clássico. [...] De repente algo se precipita e se consolida: o que era invisível e sigiloso se torna material, de pedra, ineludível, um obstáculo escuro que não chega a bloquear totalmente o caminho mas contra o qual não há jeito de não tropeçar, e que, intruso vigilante, começa a aparecer em todas e em cada uma das fotografias que tiramos quando brincamos de imaginar nosso futuro.

O narrador também assinala uma característica importante de indivíduos com TDC, que é o pensamento por imagens ante o sofrimento quando "[...] ao presenciá-lo só consegue pensar em imagens e velocidades que não são humanas, imperceptíveis, portanto, para o olho". Muitas vezes, para que qualquer lembrança se torne nítida, é necessária a tradução para a linguagem dos desenhos animados ou para a dos super-heróis. O amigo Monti surge na narrativa como um ideal com quem é impossível medir-se, assinalando também o mundo restrito da personagem, além de sintomas depressivos como a procrastinação. Por sua vez, o "gênio" cabeleireiro Celso aparece também dotado de poderes, constituindo-se como a própria salvação. É com ele que o corte deixa de valer pelo ato em si e adquire o valor do tempo. Esse pequeno e importante detalhe alivia sua angústia, porque lhe dá forma, deixando-o mais seguro.

> Só agora entende o que é um corte: não exatamente uma interrupção, a ação que limita, freia uma desordem e

encerra de algum modo um passado, mas um salto para a frente, um cálculo no vazio, uma espécie de visão que vê um horizonte e alucina um rumo que são invisíveis para todos menos para alguém. [...] Cortar é um devaneio musical. A imagem está lá: fica atrás, longe, versão primeira e vulgar de uma glória grande demais para ser visual, profunda demais para permanecer na memória. Já não se vê no espelho. Não se veria nem que se olhasse.

Podemos assinalar a importância da indicação de procedimentos estéticos e cirúrgicos em alguns casos em que a queixa está localizada na aparência física, já que geralmente "o mesmo se cura com o mesmo" ou "as coisas do cabelo se curam com as coisas do cabelo". De fato, após essa pequena intervenção em sua aparência – o corte de cabelo –, a preocupação diminuiu: "Está tão contente com seu cabelo que nem precisa mais olhar para ele". E diz: "Agora não é feliz: é livre".

A segunda parte do livro, por sua vez, ressalta o valor do corpo e da perda. Quando não encontra o cabeleireiro Celso no lugar onde o deixou – o salão de beleza –, pelas contingências da vida, coloca essa perda no reino da necessidade vital, sem poder suportar e enxergar opções, ou substituições. Não sabe assim o que mais o dilacera, se essa perda que considera abrupta como um corte na própria pele, como o ferimento provocado por seu cachorro ou como seu modo de pensar, lento, em espirais, que vai erodindo suas reservas de vida e logo o afogará em um sofrimento que exaure. Eva, sua mulher, aparece nessa narrativa como uma intrusa que invade de forma arbitrária o drama do qual dependia sua vida, já que ele "morreria por seu cabelo".

A narrativa revela ainda as perdas do corpo que, se por um lado pode ser modelado em movimento e transformação pelos tatuadores, por outro, tem caráter finito no câncer de Monti ou na decadência das drogas de Celso e do amigo veterano. Assim, ante a dor (ou o gozo) de existir, ele constata que "Não é a capacidade da morte de apagar do mapa pessoas, coisas, histórias o que o faz estremecer diante dela; é a verdade que lhe ensina sobre a composição do mundo".

No fim da história, uma peruca – que chama de verdadeira pelo que representa – ilustra a relação com o resto, ou seja, o laço entre a parte e o todo. Nesse sentido, o cabelo teria vida mesmo quando o corpo morre.

25

NO CAMINHO DE SWANN
DE MARCEL PROUST

Jose Carlos Appolinario

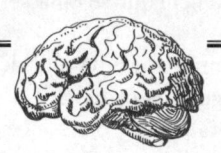

Marcel Proust é considerado um dos grandes escritores românticos do começo do século XX. Nasceu em Auteil, em 1871, e faleceu em Paris em 1922. Sua obra mais conhecida, *Em busca do tempo perdido*, é uma produção literária monumental, constituída por sete novelas escritas ao longo de anos e com cerca de 4.000 páginas, sendo, por sua natureza inovadora, considerada uma das precursoras do chamado romance moderno.

No livro, Proust aborda temas como o amor, a arte (com ênfase na literatura, na música e na arquitetura), a passagem do tempo e a homossexualidade. Ao longo dos volumes, o narrador/protagonista Marcel narra seu caminho para se tornar escritor. O texto inovador é constituído por frases longas e extensos parágrafos. Os temas variam de um momento para o outro, fazendo com que o leitor tenha de estar bastante atento ao desenrolar da narrativa. Esse ritmo aproxima muito a linguagem do romance do pensamento cotidiano que é, em realidade, composto por ideias que se sucedem, em um fluxo muitas vezes não linear.

No caminho de Swann, publicado em 1913 depois de ter sido recusado por várias editoras, é o primeiro volume de *Em busca do tempo perdido.* Esse livro inicial nos apresenta de forma excepcional toda a genialidade do autor.

POR QUE LER?

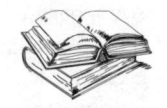

Uma das principais características de sua estrutura literária é a forma com que o autor aborda a vida das personagens. Grande parte do texto é destinada a descrever as vivências psíquicas (sensações, emoções e sentimentos) por elas experimentadas. É muito interessante como as descrições psicológicas de Proust são extremamente precisas e acuradas, demonstrando domínio surpreendente das principais especulações filosóficas e científicas da época sobre determinados aspectos do funcionamento da mente. Uma de suas ideias mais originais é a distinção entre memória voluntária e involuntária. Para Proust, não é possível acessar o próprio passado por meio da inteligência. Só a memória involuntária, disparada por algum elemento, é capaz de recuperá-lo.

Aqui a questão da memória involuntária é introduzida de maneira brilhante na cena clássica da madalena (pequeno bolo oval e adocicado). Nela, o protagonista experimenta uma epifania (revelação) logo após provar, de maneira casual, uma madalena embebida em um pouco de chá. Conduzido pelas impressões de seu paladar, o narrador é invadido por uma "onda de prazer delicioso" que o enche de uma "preciosa essência". Tal essência provocada por uma informação sensorial vai resgatar nele toda a memória relacionada a sua infância na pequena cidade onde passava as férias. O que assim ele descreve: "E de súbito a lembrança me apareceu. Aquele gosto era o do pedaço de madalena que aos domingos de manhã minha tia Léonie me oferecia, depois de ter mergulhado em seu chá da Índia ou de tília". Essa lembrança involuntária tem um efeito demarcador, pois faz com que muitas memórias do passado, que pareciam perdidas até então, reapareçam de forma tão nítida, que é como se o narrador tivesse sido transportado naquele momento para a pequena cidade de Combray.

A leitura de *No caminho de Swann* é surpreendente não somente pela cena da madalena. O livro inicia de modo inusitado: o narrador descreve percepções, tanto atuais quanto passadas, geradas na transição do estado de vigília para o sono. A partir desses relatos quase oníricos, em que a realidade e a imaginação parecem se fundir, o leitor vai, então, sendo convidado a entrar aos poucos no universo das personagens. A propriedade com que Proust usa a descrição dos fenômenos psíquicos, como as mudanças da percepção que ocorrem em estados de alteração de consciência antes do sono, parece muitas vezes proveniente de um tratado de psicopatologia fenomenológica. Essa familiaridade com a dinâmica dos processos mentais é decorrência de um extremo interesse do autor pelos temas de neurologia e psiquiatria da época.

Proust desde a infância apresentava vários problemas de saúde e, já na vida adulta, foi diagnosticado como portador de neurastenia. Em sua busca por tratamento, entrou muitas vezes em contato com neurologistas renomados, como Brissaud, Babinski e Sollier, entre outros discípulos de Charcot. Em função disso, passou a interessar-se muito pela literatura médica de então. Parece que a obra de Sollier sobre a classificação e a sistematização da memória voluntária e involuntária o impressionou, vindo a ter grande impacto em toda a sua obra.

Ainda na primeira parte do livro, dedicada às memórias do narrador sobre sua infância em Combray, podemos observar várias referências ao universo de seus relacionamentos com os pais e outros membros de sua família. Aqui novamente Proust nos descreve em detalhes um conjunto riquíssimo de sentimentos intensos e muitas vezes contraditórios. Descreve o amor intenso do protagonista pela mãe, a necessidade que tinha de sua presença e o papel de interdição de seu pai nessa aproximação. Mesmo sem ter conhecido pessoalmente Freud, vários estudiosos de suas obras apontam certas semelhanças e até antecipações de compreensões psicanalíticas desenvolvidas pelo criador da psicanálise.

Assim, a leitura de *No caminho de Swann* é uma descoberta do início ao fim. O livro nos encanta em sua forma e seu conteúdo. Para os leitores interessados em psiquiatria ou psicologia, essa obra tem um sabor especial. Ela nos remete aos meandros da mente humana de forma ficcional. Somente a genialidade de um autor como Marcel Proust poderia fazer isso de modo tão natural e elegante.

26

NÃO SE PODE AMAR E SER FELIZ AO MESMO TEMPO
DE NELSON RODRIGUES

Alexandre Saadeh
Michele de Oliveira Gonzalez

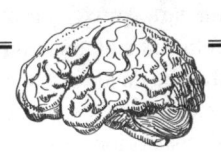

Nelson Falcão Rodrigues nasceu em 22 de agosto de 1912, em Recife, e foi romancista, teatrólogo, jornalista, folhetinista e cronista. Mudou-se para o Rio de Janeiro em 1916, quando seu pai foi tentar a vida como jornalista. É tido como um dos mais influentes dramaturgos do Brasil.

Seu sucesso veio com a peça *Vestido de noiva* que, até hoje, é considerada um marco para o teatro moderno brasileiro. Sua carreira foi marcada pela crítica, pois explorou a vida cotidiana do subúrbio carioca, com crimes, incestos e diálogos que misturavam tragédia e humor. Nesse sentido, destacam-se *Perdoa-me por me traíres*, *Toda nudez será castigada* e *O beijo no asfalto*. Escreveu também peças míticas e de análise psicológica, como *Anjo negro* e *A mulher sem pecado*.

Nos anos 1970, quando já consagrado como jornalista e teatrólogo, sua saúde começou a decair devido a problemas cardíacos e respiratórios. Ele veio a falecer em 21 de dezembro de 1980, no Rio de Janeiro, aos 68 anos de idade.

Sob o pseudônimo Myrna, Nelson Rodrigues começou a publicar, em 1949, uma coluna diária para aconselhamento amoroso no *Diário da noite*. Respondia a cartas de leitores – a maioria mulheres – e incorporava a personagem feminina para personificar sua polêmica visão de mundo. *Não se pode amar e ser feliz ao mesmo tempo* é uma seleção de algumas dessas respostas.

POR QUE LER?

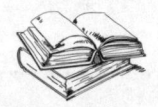

É impossível não se surpreender com a atualidade e o texto do, nos dizeres de Ruy Castro, anjo pornográfico. Nelson Rodrigues é escritor de linha dura, cáustica, sem concessões, que revela a realidade nua e crua, sem eufemismos, ultrapassando a modinha inteligente do politicamente correto que acometeu nossa cultura e ciência.

Ao travestir-se de Myrna para dar voz, no consultório sentimental do jornal *Diário da noite*, a mulheres e alguns homens que sofrem de e por amor, Nelson revela sua filosofia da alcova, sua visão da mulher e do homem e especialmente do amor entre eles. Evidencia-se aí a moral, a ética e os comportamentos possíveis, aceitáveis ou não, entre os envolvidos.

Myrna aconselha, afirma, sugere, declara, adverte, pergunta, exclama, observa, comenta, mas profundamente escreve. E como escreve. É incrível que, como homem não homossexual, não transexual, não travesti, Nelson consiga adentrar o território tão complexo do universo feminino e traduzi-lo de maneira límpida e clara para o binarismo mental masculino. Sim, para os homens, não existem tantos cinzas como para as mulheres. Valorizam mais o preto e o branco. Penso que, por isso, os homens "cis" (homens heterossexuais, sem problemas com seu corpo ou identidade de gênero) sejam tão criticados pelas feministas, neofeministas e movimentos LGBTs.

Esse pequeno livro, não tão famoso na obra rodrigueana, traz pérolas sobre o convívio de casais e pode ser entendido até como uma obra de autoajuda, sem o aspecto pejorativo atual do termo. E o melhor, como sempre a respeito de Nelson Rodrigues, os dramas e as confusões relatados são tão atuais e presentes que é como se, apesar de o mundo (costumes, tecnologia, valores) ter mudado muito de 1949 para cá, o ser humano ainda fosse o mesmo. As questões de convivência entre casais são as mesmas. Talvez aí, em tempos atuais, possamos incluir casais homoafetivos ou variâncias.

Poderíamos nos aprofundar em cada uma das 44 respostas que Myrna dá às questões das leitoras e às de alguns raros leitores do jornal. São todas fantásticas. Aparentemente rasas e superficiais, revelam-se, entretanto, ricas de conteúdo a ser discutido, entendido, rediscutido e ampliado. Nada nos textos se mostra tão simples como parece. Além disso, a desconstrução que Myrna (Nelson) propõe a cada afirmação, descrição, norma ou verdade de cada leitor é quase uma aula de psicoterapia jornalística (se é que podemos usar esse termo).

É interessante também ponderar que, como um brasileiro da década de 1940, Nelson responde como uma mulher, e isso não o torna falso, pedante ou efeminado; ele transita nos dois universos, preocupa-se menos com a polaridade homem-mulher e, sim, com o afeto, o amor e a relação estabelecida entre as partes. Mais do que machista ou feminista, revela-se um "relacionista", defendendo a relação possível entre homem e mulher, ou mesmo familiar, desde que haja renúncias em prol do afeto verdadeiro e da relação e não a valorização das necessidades únicas e pessoais, que, segundo ele, apesar de válidas, só afastam as pessoas e desintegram as famílias e os casais.

Nelson/Myrna nos ensina a abrir mão de nós mesmos para construir algo maior. Não chega ao absurdo de propor um amor Ágape, mas se aproxima disso, quando caso após caso nos direciona a enfrentar dificuldades de entrega e desvalorizar o pessoal para valorizar e validar o afeto que une ou a relação que se estabelece. Nelson transcende, como Myrna, o binômio macho/fêmea, masculino/feminino, homem/mulher, mãe/filha(o), concretiza e polemiza nas diferenças, mas acaba enaltecendo o afeto que une os seres humanos com todas as suas particularidades.

A nosso ver, ele desconstrói a própria teoria *queer*, de Judith Butler, e propõe uma "teoria Myrna", na qual as transgressões de poder ser homossexual, transexual, transgênero ou travesti situam-se mais na validação das diferenças e na constatação de que a proposta de transição de gêneros fixos é muito mais defensiva para os homens que se sentem ou se transformam em mulher (número muito maior do que o contrário na população mundial) do que questionamento da binariedade "heteronormativa". Como Myrna, ele revela a fragilidade do macho e expõe o poder feminino, diferente do "poder masculino", e que tanto assusta os homens. E antes de ser transformado em "eunuco" por uma mulher, ele mesmo, como homem, transforma-se e mantém viva em si a posição de não vítima das mulheres, mas de dono de seu destino, ainda homem, ainda diferente, mas sabedor de seu lugar no desejo das mulheres e na vida delas.

Nelson não só valida, mas reconhece e valoriza a heterossexualidade, sem desprezar em momento algum as variações existentes entre os polos homem e mulher. Sem desmerecer as variações existentes, ele se ocupa e enaltece a relação homem-mulher, heteronormativa, desconstruindo a noção, hoje vigente entre muitos pensadores das ciências sociais, de que a heteronormatividade impede outras possibilidades, considerando-a, sim, como o que possibilita a existência dessas outras variações e possibilidades. Aliás, alguém conhece população mais heteronormativa que a transexual (transexual, não transgênero...)?

27
O MURO
DE JEAN-PAUL SARTRE

Michele de Oliveira Gonzalez
Táki Athanássios Cordás

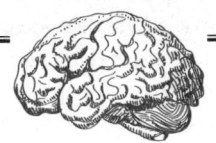

Jean-Paul Sartre nasceu em 21 de junho de 1905, em Paris, e morreu na mesma cidade em 1980. Teve como primeira figura paterna e de autoridade seu avô – já que seu pai falecera quando tinha apenas 1 ano de idade. Quando ele tinha 12 anos, sua mãe casou novamente, e Sartre passou a morar com ela e o padrasto, um homem rude e autoritário. No início da adolescência, começou a escrever histórias de cavalaria e novelas, associando sempre violência a textos angustiantes.

Aos 15 anos, passou a frequentar um internato, iniciando lá seu mergulho na literatura. Formou-se em Filosofia na prestigiosa Escola Normal Superior, onde conheceu Simone de Beauvoir – sua companheira e amante até o final da vida. Mantinha com ela um "contrato" de relacionamento aberto, recusando-se a abdicar de sua liberdade pessoal e opondo-se aos valores burgueses. Em 1933, Sartre partiu para a Alemanha e iniciou seus estudos no existencialismo de Kierkegaard e na fenomenologia de Husserl e, principalmente, de Heidegger; e, ao retornar à França, publicou suas obras literárias de maior impacto.

Em 1939, quando a França entrou na Segunda Guerra Mundial, Sartre foi convocado, tornando-se prisioneiro de guerra em Trier um ano depois. Após sua fuga, fundou o movimento de resistência Socialismo e Liberdade.

A náusea, uma de suas principais obras, foi publicada em abril de 1938, seguida alguns meses depois pela coletânea de contos intitulada *O muro*. Ambos os livros foram recebidos com grande aclamação crítica, transformando Sartre em uma figura literária promissora. Ele faleceu em 15 de abril de 1980, aos 74 anos, e seu enterro, quatro dias depois, atraiu um cortejo espontâneo de mais de 25 mil pessoas.

O muro, coletânea de contos publicada em 1939 – às vésperas da Segunda Guerra Mundial, inclui cinco contos: *O muro* – obra discutida neste capítulo –, *O quarto*, *Erostrato*, *Intimidade* e *A infância de um chefe*. Os contos aproximam a filosofia da experiência humana, trazendo personagens e situações inquietantes que refletem o mundo pré-guerra e discutem valores e preconceitos da sociedade da época.

Sartre discute o papel do homem diante de uma sociedade caótica. Especificamente no conto *O muro*, o autor apresenta a perplexidade diante da morte – até que ponto é possível ter escolhas diante da realidade imposta.

POR QUE LER?

O muro traz, na maior parte do tempo, a narrativa de uma noite passada em uma cela de prisão por três prisioneiros condenados que serão executados no dia seguinte, durante a Guerra Civil Espanhola. O narrador, Pablo Ibbieta, é um brigadista – membro da Brigada Internacional (em geral, voluntários de esquerda de outros países que foram à Espanha lutar contra o fascismo de Franco). A narrativa propõe uma reflexão das diferentes reações diante da situação-limite.

Juan Mirbal, o mais novo dos condenados, é apenas o jovem irmão de um anarquista. Ele representa o sofrimento e o completo desespero diante do iminente fuzilamento absurdo e sem motivo. Tom Steinbock, irlandês, volta-se ao materialismo e contempla os objetos e os companheiros de cela, questionando as circunstâncias em que ocorrerá sua morte, sofrendo antecipadamente pelos ferimentos e esvaindo de sentido tudo o que o cerca. Pablo, pelo contrário, reavalia e ressignifica sua vida diante da morte, analisando as experiências vividas e mergulhando na busca pelo autoconhecimento.

Levado à iminência da morte pelo fuzilamento, o protagonista Pablo se vê como um ser incompleto, indefinido, e é exatamente esse o ponto de partida para refletir sobre o significado de sua existência. *O muro* é uma das primeiras obras literárias em que Sartre defende suas ideias iniciais sobre o existencialismo. Ele introduz o leitor ao que seria um de seus principais preceitos: "a existência precede a essência" – as situações-limite a que são comumente submetidas as personagens do autor abrem caminho para uma série de sensações, memórias e sentimentos, sendo a partir dessa introspecção que os indivíduos tomam consciência de si e de sua existência. Em geral, na literatura existencialista, a vida é apresentada da forma como é experienciada, valendo-se do relato em primeira pessoa.

O conceito de má-fé também está presente no drama vivido pelo protagonista. Sartre defendia a ideia de que as crenças do indivíduo impedem que assuma sua responsabilidade pelos fatos. Isso revelaria a incoerência do homem em atribuir ao destino ou a uma "força maior" o resultado de sua trajetória. Partindo do princípio de liberdade, o homem não nasce com uma essência que o define, mas a constrói ao longo de seu percurso e deve tomar consciência da responsabilidade de seus atos – "o homem existe e só se define depois, por aquilo que fizer de si mesmo". Entender a liberdade de escolha – ainda que não se escolha o momento histórico ou, no caso do conto, a morte iminente – e assumir a responsabilidade sobre seus atos possibilitaria uma vivência autêntica.

Sartre busca romper com o senso comum de que, diante de uma situação como essa, estariam presentes sentimentos de saudade e tristeza profunda por "deixar o mundo"; ao contrário, o que aparece entre a espera e a morte é a intensa experiência do ser. As personagens imergem na análise da própria existência em uma angústia reveladora e na busca pela autenticidade. Pablo discute o contraste entre os condenados e o impulso de vida presente no médico e nos guardas que vigiam a cela; os condenados experimentam diversas sensações físicas, como calor, suor, frio e fome, e isso os leva a um contato profundo com si mesmos, constituindo-se como um caminho para o estudo dos conteúdos da consciência.

O termo "muro" pode ser interpretado como uma linguagem metafórica: a morte separa os vivos dos mortos e justifica o título do conto. Entretanto, uma análise mais profunda também permite outras interpretações, como o muro contra o qual os condenados serão fuzilados, o muro que separa as consciências dos indivíduos, o muro que impede a nossa adequada avaliação do que é morrer. Sartre discute não apenas a morte física, mas o encontro com a morte de ideias, pensamentos e conceitos, abrindo caminho para o crescimento pessoal. A morte representa o processo contínuo de degeneração de ideias em busca da própria essência e de uma vida autêntica.

O conto termina com um final tragicômico para o protagonista, em uma espécie de anticlímax. A riqueza de detalhes na descrição das formas com que as três personagens se veem diante da situação, o contraste entre elas e a profunda imersão do protagonista no autoconhecimento valem a leitura. Para os amantes do existencialismo, soma-se o início da exposição de ideias que Sartre aprofundaria ao longo de sua brilhante caminhada literária.

28
GRANDES SÍMIOS
de WILL SELF

Guilherme Spadini

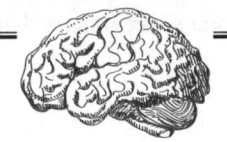

Will Self nasceu em 26 de setembro de 1961 em Westminster. Cresceu no norte de Londres, e sua vida e obra são profundamente marcadas pelas origens territoriais. Oriundo da classe média intelectual – seu pai era professor universitário e sua mãe trabalhava em uma editora –, Self estudou Política, Economia e Filosofia em Oxford, e trabalhou, inicialmente, como jornalista. Apesar da boa formação, teve uma infância conturbada após a separação dos pais. Começou a fumar maconha aos 12 anos e progrediu para drogas mais pesadas, desenvolvendo séria dependência de heroína na adolescência. Em um episódio infame, enquanto cobria a campanha do primeiro-ministro John Major em 1997, foi demitido por injetar heroína no banheiro do avião oficial. Sua literatura reflete claramente essa biografia cindida, sendo, ao mesmo tempo, subversiva e intelectual. Por ter sido paciente em um hospital psiquiátrico, tendo lidado com dependência química e sintomas psicóticos por boa parte de sua vida, a literatura de Self sempre traz muitos elementos desse universo: desde as experiências mais subjetivas da loucura à leitura satírica e provocadora dos padrões de normalidade, passando pela indústria mundana da psiquiatria e da medicina em geral.

Em seu primeiro livro, uma coletânea de contos chamada *The quantity theory of insanity*, Self apresenta uma personagem recorrente: o psiquiatra Zack Busner. Embora seja comum que Self utilize suas personagens em mais de um livro, o Dr. Busner é a mais frequente, aparecendo em outras sete obras. Trata-se de um psiquiatra e psicanalista de grande reputação, autor de diversos livros e referência na mídia, que tende a operar nos limites da ética. Embora pratique corretamente sua arte, sempre tem seus próprios interesses à frente dos de seus pacientes. Self escreveu ainda *Umbrella* – indicada ao Man Booker, trata-se de sua obra mais complexa e criticamente aclamada –, além de *O livro de Dave*, *Grandes símios*, *The sweet smell of psychosis* e mais oito romances, sete coletâneas de contos e outras obras de não ficção. Desde 2012, é professor de Pensamento Contemporâneo na Universidade Brunel.

POR QUE LER?

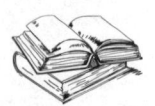

Toda a obra de Will Self é de grande interesse para os profissionais de saúde mental. Em *Grandes símios,* um badalado artista plástico londrino, Simon Dykes, tem um momento kafkaniano de proporções gigantescas. Não só ele desperta para um novo e corriqueiro dia completamente transformado em um chimpanzé, mas o resto do mundo também se encontra virado do avesso. Sua namorada, deitada a seu lado na cama, é um chimpanzé. Seu cachorro, um diminuto pônei doméstico. O comportamento de Simon passa a ser visto por todos os respeitáveis chimpanzés com quem ele sempre convivera perfeitamente bem até aquele dia como errático e psicótico. Em surto, agressivo e incapaz de ser abordado verbalmente, Simon é removido para um hospital, onde será atendido por ninguém menos que o mais prestigiado psiquiatra de toda a "Chimpanidade": Dr. Zack Busner.

O tema ressoa, obviamente, com Kafka e Jonathan Swift, mas a abordagem de Self é original, extremamente satírica, bem-humorada e inspirada. À maneira das melhores obras de ficção especulativa, Self reinventa a sociedade a partir da premissa de que os chimpanzés foram a espécie de primata que, pelo rolar de dados da evolução, acabou desenvolvendo a capacidade de autoconsciência. Eles desenvolveram a escrita, mas continuam fisicamente limitados para a linguagem oral. Por isso, fazem uso de uma mistura de sinais e gritos, por meio da qual se comunicam perfeitamente. A estrutura familiar padrão é um grupo poligâmico, organizado em torno de um macho alfa, fortemente hierárquico. A sexualidade é completamente transformada: as fêmeas têm cio, e a cópula é praticamente obrigatória durante o período fértil. As considerações de Freud – chimpanzé austríaco do século XX – sobre a sexualidade são tão polêmicas quanto as de sua contraparte humana. Os chimpanzés têm rituais sociais, como catar piolhos, que os bons psiquiatras sabem utilizar, de forma tecnicamente apropriada, para acalmar seus pacientes mais ansiosos.

Self passeia por toda a sociedade dos chimpanzés através dos olhos humanos de Simon, resultando em uma análise antropológica, satírica e mordaz da nossa realidade. Essas análises, por vezes, são profundas e muito perspicazes, trazendo um primeiro nível de crítica ao conceito de saúde mental. Nesse nível, estão alguns dos momentos mais tocantes do livro, como a surpreendente visita de Simon à jaula dos humanos no zoológico, ou o sonho que ele tem sobre sua infância como um pequeno chimpanzé. Conforme Simon se torna uma personagem mais humana (ou mais chimpanzé), fica mais evidente sua posição insustentável entre dois mundos, cindido em sua própria subjetividade. Uma representação palpável da experiência da psicose. E um dos temas mais prevalentes em toda a obra de Self.

No entanto, nem sempre é possível levar as análises a sério. Às vezes, elas servem apenas como piada. Em outras, elas estipulam uma leitura fragmentada, um simulacro do real, uma espécie de convenção. Quando o leitor se deixa levar e aceita que é assim que as coisas são naquele mundo fictício, tudo fica mais coerente, aceitável, real. E, nisso, Self incorpora à estrutura do livro um segundo, e mais profundo, nível de crítica, representado pela aceitação do leitor ao longo da leitura.

É nesse segundo nível que a obra alcança seu maior êxito. É sutil, mas o livro vai, aos poucos, deixando de ser sobre a transformação de Simon Dykes, para ser sobre o Dr. Busner. O psiquiatra vai conseguir tratar seu mais exótico paciente? Como lidará com os conflitos de poder no grupo familiar, onde sua posição de alfa está ameaçada? Como resolverá sua crise profissional? Para além de todo o colorido estapafúrdio do mundo dos chimpanzés, encontra-se apenas a história real de um chimpanzé psiquiatra. Se você terminar o livro satisfeito, Will Self terá dado o derradeiro golpe em suas convicções sobre saúde mental.

29
OTELO, O MOURO DE VENEZA
DE WILLIAM SHAKESPEARE

Zacaria Borge Ali Ramadam
Michele de Oliveira Gonzalez

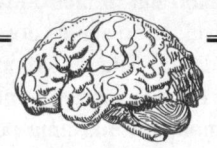

William Shakespeare nasceu em Stratford-upon-Avon, Inglaterra, em abril de 1564. Filho de John Shakespeare, subprefeito de Stratford, e de Mary Arden, foi agraciado com uma boa educação até a decadência financeira da família. Foi poeta, dramaturgo e ator, sendo ainda hoje considerado um dos maiores escritores de língua inglesa. Aos 18 anos, casou-se com Anne Hathaway, e tiveram três filhos: Susanna e os gêmeos Hamnet e Judith.

Em 1586, mudou-se para Londres, que, na época, vivia um período de intensa atividade cultural sob o reinado de Elizabeth I. Foi um dos proprietários da companhia de teatro chamada Lord Chamberlain's Men, mais tarde conhecida como King's Men, na qual teve uma carreira bem-sucedida como escritor e ator. Shakespeare produziu sonetos e poemas narrativos, mas foram as peças de teatro que o colocaram em posição de destaque artístico. Entre elas, destacam-se as tragédias *Romeu e Julieta*, *Hamlet*, *Rei Lear*, *Macbeth* e *Otelo*, as comédias *A megera domada* e *Sonho de uma noite de verão* e os dramas históricos, como *Ricardo III*.

Seus textos permanecem atuais, pois tratam dos mais diversos assuntos relacionados à humanidade, como amor, relacionamentos afetivos, ciúmes, traição e questões sociais e políticas sabidamente atemporais.

Após o período de ascensão, retorna a sua cidade natal, onde passa os últimos anos de vida de forma reclusa com a família, vindo a falecer em abril de 1616.

Sempre que se trata dos aspectos psicológicos e psicopatológicos do ciúme e da inveja, a tragédia *Otelo* é referência indispensável e obrigatória. Não somente pela trama da peça, mas porque o texto de Shakespeare, rico em meandros e sutilezas, propicia múltiplas interpretações sobre as motivações mais profundas do comportamento humano. Freud e Melanie Klein não fugiram à regra, tendo destacado a personagem em seus trabalhos sobre o tema.

Além das milhares de representações teatrais nos últimos séculos, a tragédia inspirou uma grandiosa ópera de Verdi e mais de uma dezena de versões cinematográficas, sendo considerada a melhor – com justiça – a feita por Orson Welles, em 1952, em que ele se destacou no papel principal.

Não é demais lembrar que a tragédia do ciúme não tem sido apenas representada, mas concretizada diuturnamente, em todo o mundo, por meio do assassinato de cônjuges considerados infiéis, justa ou supostamente, robustecendo o noticiário policial.

Todavia, os estudiosos assinalam que Shakespeare não se inspirou propriamente no cotidiano, mas em um conto de Giovanni Giraldi, da coletânea *Hecatommithi*, fazendo modificações, inclusive nos nomes de personagens.

POR QUE LER?

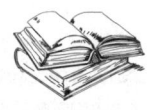

A história se passa quando Veneza era uma cidade-estado, governada por um duque e pelo senado. Otelo, um general mouro – e negro – é o comandante das forças de segurança da cidade. Convivendo com o nobre Brabâncio e sua filha Desdêmona, faz relatos de suas batalhas e feitos heroicos, que despertam, na moça, fascínio e paixão. À revelia do pai, que tem preconceito em relação ao mouro, Desdêmona se casa secretamente com Otelo.

Entrementes, o general havia promovido Miguel Cassio ao posto de seu lugar-tenente, provocando inveja e ressentimento em Iago, um simples alferes, casado com Emília. Movido pelo ódio, este resolve se vingar de Cassio e Otelo, contando inicialmente com a cumplicidade de Rodrigo, um ingênuo pretendente ao amor de Desdêmona. Ambos denunciam o casamento secreto de Otelo e Desdêmona a Brabâncio, insinuando que o mouro a seduzira com feitiçarias e artes mágicas.

Brabâncio vai à corte de Veneza para exigir justiça e punição ao mouro; entretanto, o depoimento de Desdêmona desfaz o impasse: ela declara sua autêntica paixão, motivada pelos feitos heroicos de Otelo, sem influência de forças sobrenaturais. Brabâncio reconhece seu equívoco, mas alerta: assim como enganou o pai, ela poderá também enganar o marido.

Na mesma ocasião, o senado veneziano designa Otelo para viajar a Chipre e defender a ilha de um iminente ataque da frota turca. Desdêmona decide acompanhá-lo, e Emília, mulher de Iago, segue como sua dama de companhia. A caminho da ilha, um temporal destrói a frota dos turcos; além disso, devido à intempérie, Otelo é o último a chegar. Afastado o risco da batalha, o clima é de festa e comemoração, sobretudo pela noite de núpcias anunciada de Otelo e Desdêmona.

Iago, então, convence Rodrigo a oferecer bebida a Cassio (que fora encarregado por Otelo da segurança da ilha) e provocá-lo para uma briga. Rodrigo tem êxito na provocação e, sabendo da contenda, Otelo destitui Cassio do posto de lugar-tenente, promovendo Iago. Este, porém, aproxima-se maliciosamente de Cassio, sugerindo-lhe que peça a Desdêmona que interceda junto a Otelo para lhe restituir o posto. A moça, que tinha em alta conta a amizade e as qualidades de Cassio, acolhe o pedido como um compromisso de honra.

No entanto, Iago, agora homem de confiança de Otelo, começa a insinuar a suspeita de uma ligação amorosa entre Cassio e Desdêmona, cuja prova seria o pedido dela pela reabilitação do antigo lugar-tenente. Enquanto a maledicência segue seu curso, Desdêmona, distraidamente, deixa cair um lenço bordado que lhe fora presenteado por Otelo. Recolhido por Emília, mulher de Iago, o lenço, por intermédio deste, chega ao quarto de Cassio, que o entrega a Bianca, sua amante, para dele fazer uma cópia.

De longe, a cena é presenciada por Otelo, que, assim, é convencido por Iago de que Desdêmona presenteara Cassio com o lenço. Prosseguindo na intriga, Iago relata que, certa noite, Cassio, adormecido, estivera sonhando e ilusoriamente o acariciava, pronunciando o nome de Desdêmona, o que comprovaria sua condição de amante.

Aturdido com tais relatos, Otelo, sob forte emoção, sofre um ataque epilético. Recuperando-se, decide punir a esposa infiel, já agora chamada de prostituta, e conversa com Iago sobre a melhor forma de matá-la; este sugere estrangulamento no próprio leito, que teria sido conspurcado.

No quarto nupcial, Otelo exige que Desdêmona lhe apresente o lenço fatídico, porém ela diz que o perdeu e, ingenuamente, volta a solicitar a reabilitação de Cassio. Irredutível, o marido insiste na apresentação do lenço, mas a moça, sem compreender a razão nem a extensão do ciúme, continua a defender o pleito do antigo lugar-tenente. Assim, convencido da traição, Otelo asfixia a mulher no leito; nesse instante, Emília, esposa de Iago, entra no aposento e tenta desfazer o equívoco da trama engendrada por seu marido, esclarecendo a farsa a respeito do lenço; porém, Desdêmona já agoniza.

Iago entra e apunhala sua mulher, tentando silenciá-la. Otelo, percebendo seu erro, atira-se contra Iago que, apenas ferido, foge, sendo mais tarde capturado e executado. O mouro, desesperado, se mata. Tais são as linhas gerais dessa tragédia, rica em detalhes e diálogos que excedem o espaço de uma sinopse.

O texto magistral, um dos mais bem elaborados por Shakespeare, faz dessa obra um dos pontos altos da literatura universal, muito embora a infidelidade conjugal seja um tema corriqueiro que acompanha a humanidade desde sempre.

A obra de Shakespeare revela-se complexa porque múltiplas vertentes se entrecruzam: o intrigante ardiloso, a inveja, a cobiça pelo poder; a ingenuidade, a dúvida e a insegurança de um general poderoso; o preconceito de origem e de cor; as fantasias homossexuais de Iago; e a epilepsia de Otelo, elementos que contribuem para o estabelecimento de um grande painel psicopatológico.

Não obstante, cabe aqui uma ressalva: o ataque epilético de Otelo em nada acrescenta tampouco modifica o desenvolvimento da trama. A epilepsia não contribui como fator determinante do ciúme nem do assassinato de Desdêmona; o princípio da "defesa da honra", que a psicanálise relaciona à "ferida narcísica", um dano à autoimagem, é, de certo, o fator principal. Talvez Shakespeare quisesse dramatizar o impacto da infidelidade da esposa na mente de Otelo por meio da crise epilética. A psiquiatria forense assinala que os crimes praticados por epiléticos se revestem de alto grau de impulsividade e destrutividade, o que não ocorre nessa tragédia. Por sua vez, darwinistas consideram o assassinato de esposas infiéis como um resíduo atávico evolucionário do medo primitivo de falsificação da prole... Como se pode perceber, as questões suscitadas pela obra são muitas e propiciam longas discussões psicopatológicas. E controvérsias também.

30

RICARDO III
DE WILLIAM SHAKESPEARE

Alexandre Pinto de Azevedo

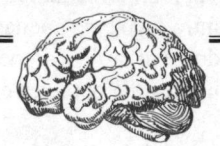

> *Desespero; uma criatura alguma me ama.*
> *Se eu morrer, nenhuma alma há de chorar-me.*
> *Aliás, por que o fariam, se eu não tenho*
> *piedade de mim próprio?*
>
> (Ricardo, Ato V, Cena III)

William Shakespeare (1564-1616) nasceu em Stratford-upon-Avon, no condado de Warwick, Inglaterra. Aos 15 anos, foi trabalhar no açougue do pai. Aos 18 anos, casou-se com Anne Hathaway, oito anos mais velha que ele. Em 1586, aos 22 anos, abandona sua família e muda-se para Londres. Nessa época, período do reinado de Elizabeth I, Londres vivia uma intensa atividade artística. Shakespeare estudou e leu autores clássicos, novelas, contos e crônicas, o que se revelou fundamental para sua formação. A obra de Shakespeare abrange aproximadamente 40 peças, divididas em fases que acompanham a evolução do autor. A primeira fase vai de 1590 a 1595, na qual se encontra *Ricardo III*; já a segunda compreende os anos de 1596 a 1600; e a terceira, de 1601 a 1608, o período mais importante. William Shakespeare também escreveu mais de 150 sonetos e publicou três livros em estilo renascentista. Depois de acumular alguma fortuna, voltou a sua cidade natal, entrando em processo de reclusão até seu falecimento.

POR QUE LER?

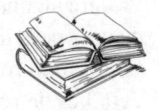

Ricardo III (original *A tragédia do rei Ricardo III*) é estimulante para quem gosta de história política, econômica e geográfica; trata-se de uma das principais peças de William Shakespeare. Classificada como drama histórico, em cinco atos, foi escrita entre os anos de 1592 e 1593, logo depois da terceira e última parte da obra *Henrique VI*, e narra uma parte da história da Inglaterra.

A peça se passa cerca de 100 anos antes do período de vida do autor e retrata o final da Guerra das Duas Rosas (1455-1485) – conhecido conflito sucessório pelo trono da Inglaterra, com uma série de lutas dinásticas, ocorridas ao longo de 30 anos (entre 1455 e 1485), de forma intermitente, durante os reinados de Henrique VI, Eduardo IV e Ricardo III, que colocava em choque político dois ramos da dinastia plantageneta: a Casa Real de York (Rosa branca) e a Casa Real de Lancaster (Rosa vermelha) na disputa pelo trono inglês. Os plantagenetas são originários do Condado de Anjou, atualmente parte da França, e chegaram ao poder na Inglaterra por meio do casamento de Godofredo V, conde de Anjou, fundador da dinastia, com Matilde de Inglaterra, a herdeira de Henrique I. O primeiro rei plantageneta foi Henrique II, filho de ambos. A dinastia plantageneta é um ramo da dinastia de Anjou, à qual Godofredo pertencia. A peça permite entender de maneira rica os bastidores políticos, a imoralidade e a ambição que envolvem a busca pelo poder.

O fato é que Ricardo, então duque de Gloucester, personagem principal da obra, realmente governou a Inglaterra entre 1483 e 1485. A obra, no entanto, adiciona dados ficcionais e exagera nas características de suas personagens, retratando a ascensão perversa de Ricardo e seu curto reinado. Mas não é somente da história da Inglaterra desse período que a peça trata. Ela descreve um Ricardo maquiavélico, sem escrúpulos, imoral, vingativo, ambicioso, tirânico, entre outras características, em busca de tornar-se rei. Durante toda a peça, Ricardo cria estratégias para garantir que todos que possam estar a sua frente na linha de sucessão ao poder sejam eliminados, seus próprios irmãos, o rei Eduardo IV e George, bem como seus sobrinhos, príncipes herdeiros. Ao longo dos Atos, os fatos vão se revelando, e a personalidade doentia de Ricardo vai se construindo à observação do leitor.

Para alguns leitores, a obra pode ser cansativa. O enredo, por se tratar de uma peça teatral, é apresentado de maneira pouco usual para a leitura, sendo tudo relatado sob a forma de diálogos entre as personagens, com detalhes de roteiro e orientações de como o texto deve ser encenado (p. ex., entradas e saídas de personagens). Os capítulos são, na verdade, Atos (cinco ao total) e cada Ato é dividido em cenas (Ato I – 4 cenas, Ato II – 4 cenas, Ato III – 7 cenas, Ato IV – 5 cenas e Ato V – 4 cenas). São muitos Ricardos e Henriques, e quem está pouco habituado às hierarquias da aristocracia inglesa pode ficar confuso com tantos duques, lordes, ladies, marqueses, condes, príncipes, entre outros. Porém, nada que uma leitura mais atenta, e talvez uma releitura, não nos possibilite entender.

O Ato I nos permite compreender inicialmente o Ricardo, ainda duque de Gloucester. Nele, a personagem que dá nome à obra fala de seu descontentamento com suas características pessoais e o quanto isso o desfavorece em seus relacionamentos. Retrata um Ricardo com sua deformidade física (aqui exagerada pelo autor: "um sapo corcunda", "deformado" e "incompleto", "tão feio que até os cães ladravam quando passava por eles, com um braço mirrado e que coxeava ao andar") e as impossibilidades amorosas que sua relatada feiura determinou. Já é possível identificar suas características de personalidade nesse Ato: relata sua sede pelo poder e as estratégias que criou para causar conflitos entre seus irmãos, George – duque de Clarence – e o rei Eduardo IV. George é preso por uma falsa ameaça de morte ao rei, criada e propagada por Ricardo. Nesse mesmo Ato, ele trama o assassinato do irmão já preso e ainda tenta cortejar lady Anne, viúva de Eduardo, príncipe de Gales, descrevendo sua paixão e desejo de se casar com ela. Revela-se aí, ainda, o fato de que Ricardo também provocou o assassinato do sogro, Henrique VI, e do marido de lady Anne.

O embuste pode usar formas amáveis
E a face da virtude esconde o vício
É meu filho; aí 'stá minha vergonha.
De meu peito não herdou a maldade.

(duquesa de York, Cecily, sobre o filho
Ricardo, ainda duque de Gloucester)

No Ato II, ocorre a morte de seu outro irmão, o rei Eduardo IV, e, por consequência, a possível coroação do príncipe Eduardo V, sobrinho de Ricardo, aos 12 anos. Nesse momento, Ricardo começa a planejar, junto ao duque de Buckingham, seu primo, uma maneira de impedir essa coroação. Ainda no mesmo processo de afastar possíveis obstáculos a sua chegada ao trono, ele consegue promover a prisão de lorde Rives e lorde Grey, respectivamente irmão e filho de um casamento prévio da rainha Elizabeth, viúva do rei Eduardo IV. Nesse Ato, também se torna claro que sua mãe, Cecily, duquesa de York, percebe a maldade nos atos de Ricardo e maldiz o fato de tê-lo como filho.

As pequenas plantas são graciosas.
As ervas mais daninhas são maiores.

(Ricardo, ainda duque de Gloucester, a seu sobrinho mais jovem, Ricardo, duque de York)

Mais adiante, no Ato III, Ricardo consegue que seus sobrinhos Ricardo, duque de York, e Eduardo, príncipe de Gales, primogênito e sucessor direto de Eduardo IV, sejam aprisionados na Torre de Londres sob a justificativa de protegê-los até a coroação, mas eles, a partir daí, desaparecem da história, sendo mortos (no Ato IV) a mando do próprio Ricardo. Esse seria o último passo em seu caminho à coroação. E, na última cena desse Ato, ele consegue que sua coroação, em nome do povo, ocorra no dia seguinte.

Os Atos seguintes, IV e V, tratam do breve período de seu reinado até sua morte. No primeiro deles, ele, agora rei Ricardo III, espalha o boato de que sua esposa, lady Anne, está muito doente (sendo morta por ele mais adiante) e procura a rainha Elizabeth, viúva de seu irmão Eduardo IV, para revelar seu interesse de se casar com sua sobrinha mais jovem, como forma de tentar evitar uma nova guerra familiar. No último Ato, no processo de derrocada de seu reinado, os fantasmas de todos que foram mortos por ele surgem na cena III: Eduardo, filho de Henrique VI; o rei Henrique IV; seu irmão, duque de Clarence; os duques de Rivers, Grey e Vaughan; os jovens príncipes, seus sobrinhos; lady Anne; e seu primo duque de Buckingham. Na cena final, Ricardo III é morto em uma nova batalha pelo trono.

Cavalo! Meu reino por um cavalo!

(Ricardo III, vagando pelo campo de batalha no último Ato)

Ao longo de toda a obra, fica cada vez mais claro como o autor descreve Ricardo, ainda duque de Gloucester e mesmo já rei Ricardo III, como amoral. Não é difícil enxergar nele as características de um psicopata ou, como descrito pelo *Manual diagnóstico e estatístico de transtornos mentais*, em sua 5ª versão (DSM-5), editado pela American Psychiatric Association, como portador do transtorno da personalidade antissocial.

Esse transtorno é caracterizado por um padrão perverso de desrespeito e violação aos direitos dos outros, que ocorre desde a adolescência, com evidência de fracasso em conformar-se às normas sociais com relação a comportamentos éticos e legais, por execução repetida de atos que constituem motivo de reprovação social ou detenção (crimes); por impulsividade predominante ou incapacidade em seguir planos traçados para o futuro; por irritabilidade e agressividade, indicadas por histórico constante de lutas corporais ou agressões verbais violentas; desrespeito irresponsável pela segurança própria ou alheia; por irresponsabilidade consistente, indicada por um repetido fracasso em manter um comportamento laboral consistente ou honrar obrigações financeiras; pela tendência a enganar e à falsidade, indicada por mentir compulsivamente, distorcer fatos ou ludibriar os outros para obter credibilidade, vantagens pessoais ou prazer; além da ausência de remorso, indicada por indiferença ou racionalização por ter manipulado, ferido, maltratado ou roubado outra pessoa.

Embora não se tenha claro quais fatores são determinantes para que alguém apresente esse transtorno, fatores ambientais e psicológicos, como uma família desestruturada e histórico de violência, podem se associar a fatores genéticos na formação desses indivíduos. Não raramente são pessoas que vivenciaram situações de desamparo e desprezo ao longo de seu desenvolvimento, além de maus-tratos, humilhações, abusos, que podem precipitar uma condição de dessensibilização emocional.

Ricardo III, de William Shakespeare, relata, então, o processo histórico de um psicopata ao mentir, planejar e praticar crimes, sem culpa ou arrependimento, contra os próprios membros da família, o que é justificado, por ele mesmo, por sua frustração com seu desfavorecimento estético.

31

DRÁCULA
DE BRAM STOKER

Jose Antonio Soares
Michele de Oliveira Gonzalez

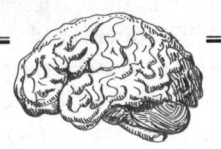

> *Uma mulher : "Você mesmo nunca amou; você jamais amará!"*
> *Conde Drácula : "Sim, eu também posso amar. Vocês mesmas podem dizer isso pelo passado."*
>
> (III – Diário de Jonathan Harker)

Abraham Stoker, mais conhecido como Bram Stoker, nasceu em 8 de novembro de 1847, em Dublin, Irlanda. Terceiro filho de um total de sete irmãos, sofreu nos primeiros anos de sua vida com uma saúde frágil que o impedia até mesmo de se locomover. Romancista, poeta e contista irlandês, sua obra mais conhecida atualmente é o romance gótico *Drácula*.

Stoker, assim como seu pai, trabalhou no funcionalismo público no castelo de Dublin. Formou-se em Matemática em 1870, mas, mesmo graduado, deu continuidade aos estudos literários. Seu interesse pelo teatro levou-o a oferecer-se voluntariamente como crítico do jornal *Dublin Evening Mail*, e suas críticas inteligentes elevaram seu nome junto aos meios sociais, artísticos e intelectuais da cidade.

Após 10 anos de trabalho, Stoker deixou o cargo no castelo e foi apresentado ao famoso escritor inglês *sir* Henry Irving, o que aconteceu logo após a publicação de uma crítica sua a uma peça da qual Irving fazia parte. A partir desse encontro, ambos se tornaram grandes amigos, e Irving lhe ofereceu uma posição de gerência em sua casa de produções em Londres

– o ainda famoso Lyceum Theatre. Em 1878, casou-se com Florence Balcombre, e, no ano seguinte, nasceu seu único filho, Noel.

Stoker passou vários anos pesquisando o folclore europeu e as histórias mitológicas dos vampiros antes de publicar, em maio de 1897, o romance *Drácula*, que o incluiria definitivamente no cenário da literatura mundial. Stoker faleceu em Londres, em abril de 1912, após sofrer uma série de acidentes vasculares cerebrais (AVCs).

A figura de Drácula exerce um estranho fascínio sobre as pessoas desde a publicação da obra em 1897. Durante todo o século XX e até os dias atuais, essa personagem parece não perder sua força inicial, sendo constantemente reinventada em diversas produções literárias e cinematográficas. A cada releitura, a personagem principal do romance de Bram Stoker toma formas que sempre fascinam e aterrorizam o leitor ou espectador moderno.

Entre os muitos filmes que tiveram como referência esse romance, podemos citar alguns clássicos, como *Nosferatu* (1922), com direção de F. W. Murnau; *Drácula* (1931), com Bela Lugosi; *O vampiro da noite* (1958), com Christopher Lee; *Fome de viver* (1983), com Catherine Deneuve; e *Drácula de Bram Stoker* (1992), sob a direção de Francis Ford Coppola. Na literatura, temos o romance *Entrevista com o vampiro*, de Anne Rice, traduzido para o português por Clarice Lispector, bem como a famosa trilogia *Crepúsculo*, de Sthephanie Meyer, posteriormente transformada em filme, que conquistou uma legião de fãs adolescentes fascinados com a figura de Edward, um Drácula pós-moderno.

POR QUE LER?

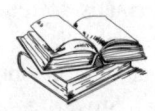

A forma que Stoker escolheu para narrar a história de Drácula é curiosa. No romance, vemos uma sucessão de depoimentos de diversas personagens que descrevem suas impressões sobre o conde Drácula à medida que tomam contato com ele. Trata-se de uma sucessão de narrativas que se assemelham a um grande quebra-cabeça feito de trechos de diários pessoais, notícias de jornal, cartas e pequenos bilhetes trocados entre as personagens Mina Murray (uma jovem professora), seu esposo, Jonathan Harker (um advogado), Lucy Westenra (uma jovem herdeira), Dr. Seward (um psiquiatra) e Van Helsing (um professor de Antropologia e Filosofia e também metafísico). O leitor, então, é levado a construir a figura do conde por meio da narrativa dessas personagens e de suas interpretações pessoais. Não há, portanto, a narrativa direta do próprio Drácula falando de si mesmo. Toda a trama do romance desenvolve-se a partir de suposições que vão desde a origem da maldição que o transformou em vampiro até o motivo de sua mudança da velha Transilvânia para a Londres do final do período vitoriano.

O romance gótico de Stoker conta a história do nobre conde Drácula, condenado a vagar pela eternidade como morto-vivo, alimentando-se de sangue humano e espalhando a morte por onde passa. Para todos que encontram a morte em seus braços, o destino é tornar-se um morto-vivo como ele, em um ciclo de contaminação que se amplia tal qual as ondas produzidas por uma pedra atirada no meio de um lago.

Ao longo da narrativa, Drácula é descrito como um ser solitário, de maneiras refinadas ao falar e agir, que possui o poder de transformar-se em morcego, lobo, rato ou mesmo em névoa, assim como o poder de conjurar ventos e demais elementos da natureza, como tempestades. Ele não pode morrer, devendo errar pela noite, era após era, colecionando novas vítimas e espalhando males pelo mundo.

Cabe ressaltar que Bram Stoker inspirou-se na figura histórica do príncipe Vlad Draculea, da Valáquia (1431-1476), para dar título tanto a seu romance epistolar como para nomear sua personagem principal. O sobrenome do príncipe romeno parece ter contribuído para a personalidade ambivalente do protagonista. Em latim, o termo *draco* significa dragão e está associado à ligação do príncipe Vlad com a Ordem do Dragão, uma sociedade religiosa que defendia a cruz cristã e batalhava contra seus inimigos. Por sua vez, em romeno antigo, *draco* significava diabo ou espírito das trevas. Também conhecido como Vlad III, o príncipe romeno derrotou os exércitos otomanos quando a igreja ortodoxa viu-se ameaçada pela expansão islâmica na fronteira entre a Romênia e a Bulgária em 1461. O príncipe Draculea histórico tornou-se um herói por ser um fiel defensor da cristandade, mas também se tornou temido por seus inimigos por utilizar métodos de execução bastante violentos. A ferocidade de Vlad III contra o exército otomano incluía práticas como empalar vivos os membros do exército inimigo, o que lhe conferiu o apelido de Tepes, o empalador.

Bram Stoker soube mesclar com maestria a figura histórica com a personagem fictícia de seu romance. Vemos a criação de uma personagem completamente diferente do vampiro folclórico de várias culturas, cuja origem é invariavelmente predeterminada. O protagonista do romance de

Stoker é antes de mais nada um nobre, com um passado de feitos heroicos; sua integridade ética e moral era louvada até o momento em que ele se rebela contra toda forma de vida e passa a destruir todos os que cruzam seu caminho. Drácula não nasce um vampiro, mas torna-se um ao renascer para a morte e a destruição. Trata-se de um nobre que, no passado, se transformou em um monstro capaz de seduzir homens e mulheres com o único intuito de beber-lhes o sangue, matando-os ou transformando-os em versões empobrecidas de vampiros sem a sua nobreza – vassalos de uma corte que não mais existe. Por trás da narrativa cada vez mais assustadora de cada personagem do romance, está o reconhecimento e a admiração por esse passado nobre que não conseguiu morrer por completo. De igual modo, o próprio Drácula não podia habitar completamente nem o mundo dos vivos nem o mundo dos mortos. Seu passado nobre não o redime nem impede que seja o monstro que é. Trata-se de um passado nobre que ele voluntariamente abandonou, assim como abandonou o dia pela noite, a vida pela morte.

A grande questão que persiste página após página do romance consiste em desvendarmos o porquê de Drácula ter se transformado em alguém oposto a quem era. Van Helsing especula sobre um pacto demoníaco motivado pela ganância pelo poder, uma ganância que existiria em Drácula e teria se expandido até a demência, tornando-o não humano: um desejo de poder que teria feito o conde morrer para a vida e renascer um Nosferatu; um desejo de poder insaciável, como o sangue que ele consome sem nunca estar satisfeito.

Existe, em todas as personagens de *Drácula*, um assombro, um não conseguir acreditar na própria narrativa sobre a monstruosidade do conde. As informações de Van Helsing são aceitas por todas as personagens quase como uma resposta tranquilizadora em meio a um quebra-cabeça insolúvel. O psiquiatra Seward, um homem da ciência, é o primeiro a chamar por Van Helsing na tentativa desesperada de entender aquilo que a própria ciência não conseguia explicar. E é justamente pelas mãos de Seward que Van Helsing entra nesse jogo de tentar compreender Drácula, um jogo, aliás, em que todos parecem estar perdidos. Em dado momento, a explicação sobre a origem de Drácula é aceita, e o jogo de caça e caçador é invertido. Van Helsing elege Mina, a jovem esposa de Jonathan, como o grande contraponto a Drácula. Ela, virtuosa como a mais brilhante das estrelas, com sua pureza da alma incontestável, é a grande isca para Drácula. É por meio de Mina que Van Helsing e Seward – metafísica e ciência

– encontram a fórmula necessária para o fim do terror e do fascínio que Drácula inspira. O mal existe pelo mal e só assim pode ser compreendido, classificado, subjugado e destruído pelo bem, representado pela figura de Mina. Van Helsing e Seward fazem um diagnóstico preciso que permite identificar o inimigo que, uma vez conhecido, se torna aparentemente mais vulnerável diante do combate. E Drácula, o inimigo, deve ser destruído por aquilo que se tornou.

Stoker não nega a monstruosidade contagiante de Drácula, mas aponta, de modo sutil, o motivo do interesse do conde pela jovem Mina, um interesse que o faz, inclusive, deixar a velha Transilvânia em direção a Londres. Nos primeiros capítulos do romance, Jonathan Harker é feito prisioneiro no castelo de Drácula. Lá ele encontra três figuras femininas, figuras que o assediam sensualmente à procura de sangue para alimentá-las. Drácula investe furiosamente sobre elas e impede que Jonathan seja tocado por essas figuras, descritas como seres demoníacos de risadas lascivas. As três servas de Drácula, versões empobrecidas dele mesmo, desafiam o poder do mestre afirmando que ele nunca foi amado e nunca amará. O conde lhes responde em uma das poucas frases marcadas com sua própria voz: "Sim, eu também posso amar. Vocês mesmas podem dizer isso pelo passado". E, aqui, nesse pequeno trecho, Bram Stoker oferece-nos a possibilidade de entender como Drácula desistiu da vida e tornou-se uma monstruosidade. Um dia, no passado, Drácula também amou, e esse amor foi roubado, do mesmo modo como ele rouba a vida, o sangue vital de suas vítimas. A decadência de sua nobreza coincide com a decadência de sua capacidade de amar pelo fato de ter sido roubado naquilo que dignifica e torna nobre o ser humano: o ato de amar e ser amado.

A psicanálise clássica tem interpretado a sensualidade mórbida em Drácula, a gota de sangue que escorre pelo pescoço oferecido voluntariamente em um abandono completo, lambida e sugada, como fruto de uma sexualidade reprimida da era vitoriana. Stoker nos proporciona algo que vai além da descrição da repressão sexual de um contexto histórico ou mesmo da observação e da descrição científica e natural dos comportamentos de um Nosferatu, que se alimenta de sangue humano, age sorrateiramente e tem um método de caça sistemático, paralisando suas vítimas com encantos demoníacos. Em *Drácula*, vemos a criação de uma abominação humana, roubada em sua capacidade de amar e ser amada, e também a grande perplexidade da ciência ao tentar entender o que se passa com o protagonista do romance.

O diretor de cinema Francis Ford Coppola, em seu filme de 1992, soube explorar com sensibilidade ímpar o grande enigma que paira sobre todas as personagens do romance e que igualmente confunde, inquieta e fascina todos os espectadores em todas as adaptações do romance de Bram Stoker. Coppola declarou ser fascinado pelo romance *Drácula* desde a infância, mas que se sentia incomodado por nunca ter visto a história do conde narrada pelo ponto de vista da personagem principal do romance. A grande questão de Coppola era: afinal, o mal nasce ou se constrói? Motivado por essa pergunta, o diretor iniciou uma detalhada pesquisa histórica sobre o verdadeiro Vlad Draculea e descobriu que a ferocidade do conde nas práticas de execução dos inimigos otomanos poderia ser resultado da perda de sua primeira esposa, Elisabetha, durante o período em que ele estava nos campos de batalha. Elisabetha teria sido avisada de que Vlad morrera em combate e, não suportando a dor dessa perda, teria se jogado no rio Argues, que cercava o castelo Poenari. Ao retornar do combate, Vlad ordenou um grande cerimonial fúnebre para Elisabetha, mas fora informado pela igreja ortodoxa que sua amada não poderia ser enterrada em solo sagrado e estaria condenada ao inferno por ter tirado a própria vida. Em um só golpe, Vlad Draculea perdeu o amor e a fé que ele defendera. A mesma fé que o convocou a lutar em nome da cristandade condenou a alma de sua amada ao inferno. A partir desse momento, ele tornou-se um dos mais ferozes e cruéis príncipes da Valáquia. Seu reinado foi descrito como um período cheio de lágrimas, tristeza e dor, as mesmas palavras usadas para descrever o rio Argues, onde Elisabetha encontrou a morte.

A grande monstruosidade do conde não se encontra em sua natureza maléfica e imutável, apontada por Van Helsing e Seward, encontra-se na impossibilidade da existência da humanidade que um dia habitou a vida do nobre conde Drácula. Para ele, resta somente a procura infinita por vingança em nome daquilo que lhe foi tomado. Ele busca, então, destruir a humanidade que o dilacerou, contaminando suas vítimas com o peso do mesmo destino que lhe foi dado. Paradoxalmente, o fascínio e o terror que Drácula exerce sobre nós é a possibilidade de nos tornarmos como ele, um ser anestesiado, blindado contra a dor da perda da confiança depositada em outro ser humano, a vagar pela noite em uma imortalidade falsa, satisfazendo todos os desejos sem jamais sofrer as consequências da perda de um vínculo afetivo.

Entende-se, assim, por que, ainda hoje, em pleno século XXI, o romance de Bram Stoker continua exercendo um enorme fascínio sobre jovens e adultos. Sua personagem principal habita entre nós, porém não mais portando caninos proeminentes nem conjurando ventos e tempestades. Hoje, vemos jovens e velhos Dráculas caminhando por todo o planeta, em grandes e suntuosos palácios modernos, em restaurantes, nas grandes "noitadas" banhadas não mais a sangue, mas exageradamente regadas a álcool, sexo, comida e tantas outras drogas entorpecentes da alma. Podemos encontrar Dráculas até mesmo nos centros psiquiátricos e nos *settings* terapêuticos, extremamente resistentes, debatendo-se em uma triste fúria vingativa, recusando toda e qualquer tentativa de ajuda. Vemos Dráculas perambulando à noite, nas ruas, constantemente seduzindo e, por vezes, nos contaminando com a promessa de uma falsa vida eterna, nos aterrorizando e nos fascinando sem sabermos ao certo se nos transformarão em versões humanas empobrecidas pela falta de confiança na humanidade.

A falta de confiança que pode nos condenar à pior das monstruosidades da condição humana: o perigo de nos tornarmos mortos-vivos em relação a nós mesmos e aos demais.

32
A CONSCIÊNCIA DE ZENO
DE ITALO SVEVO

Guilherme Spadini
Daniel Martins de Barros

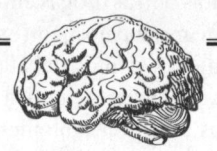

Filho de pai alemão e mãe italiana, Italo Svevo é o pseudônimo de Aron Ettore Schmitz, nascido em 1861, em Trieste, então parte do Império Austríaco. Sua família era grande – sua mãe teve 16 filhos – e algo sofrida – apenas oito sobreviveram e um declínio na fortuna da família obrigou-o a trabalhar como bancário.

Seu livro mais conhecido, *A consciência de Zeno*, só veio à luz por uma coincidência bastante curiosa. Ele é o terceiro de uma trilogia: o primeiro, *Uma vida*, já fora praticamente ignorado pelo mercado; o segundo, *Senilidade*, recebeu críticas muito desfavoráveis. Com isso, ele deixou de escrever por 25 anos. Na verdade, ele nunca parou de escrever, mas desistiu de tentar publicar qualquer coisa, produzindo fragmentos esparsos reunidos estoicamente por sua mulher, filha de um fabricante de tintas marítimas. Após o nascimento de sua filha, Letizia, Italo Svevo converteu-se ao catolicismo, mas suas raízes judaicas e o intenso interesse pela psicanálise, do também judeu Sigmund Freud, estão presentes em *A consciência de Zeno*, obra escrita após sua conversão.

Trabalhando para o sogro, no entanto, Svevo sentiu necessidade de melhorar seu inglês por conta dos contatos comerciais que fazia, contratando um irlandês para lhe dar aulas. Esse era ninguém menos do que James Joyce, que acabou lendo – e elogiando – os dois primeiros romances de seu aluno. Estimulado por Joyce, Svevo voltou a escrever, e, quando *A consciência de Zeno* foi publicado, o escritor irlandês, já famoso, apadri-

nhou seu lançamento em Paris, fazendo do livro um sucesso. Há quem diga que Svevo foi a inspiração para Joyce compor um de seus mais famosos personagens, Orlando Bloom, protagonista de *Ulysses*.
Italo Svevo morreu em 1928, após um acidente de carro. Conta-se que, depois de tentar parar de fumar a vida toda, como seu protagonista Zeno, Svevo, já no hospital à beira da morte, pediu um cigarro. Negado, teria se lamentado, dizendo que aquele poderia de fato ser seu último cigarro.

POR QUE LER?

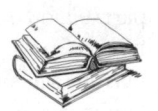

Após séculos de avanços das ciências naturais e humanas, quão melhor conhecemos nossa própria natureza? Será que temos, hoje, ao menos um pouco mais de clareza sobre como funcionamos no íntimo? Somos mais capazes de compreender nossas vontades, conhecer nossos desejos, dar rumo a nossas vidas? Ou será que continua sendo o maior desafio da experiência humana conciliar aquele que imaginamos ser com aquele que damos a entender que somos por meio de nossas ações?

Para quem acha que alguma tradução definitiva da natureza humana esteja próxima de ser conhecida, a obra-prima de Italo Svevo tem pouco a oferecer. Mas, para aqueles que pretendem abraçar o caos e mergulhar nas profundezas turvas da mente, assombradas por ilusões, dúvidas e engodos, trata-se de um prato cheio.

A consciência de Zeno é um romance de ficção escrito em primeira pessoa, constituindo-se em um exercício autobiográfico que fora sugerido à personagem principal, Zeno Cosini, por seu psicanalista. Publicado em 1923, é considerado um romance moderno por romper com várias convenções do gênero. O uso do narrador não confiável é magistral; os capítulos sobrepõem-se sem ordem cronológica, focando episódios ou temas isolados, compondo a vida de Zeno como um mosaico; alguns relatos podem ser revistos, postos em dúvida, por vezes assumindo um tom onírico, perdendo-se entre memória e invenção. Muito à maneira da investigação psicanalítica, a reconstituição simbólica da narrativa da personagem é mais importante que a factual.

Apesar dessa complexidade, no entanto, o tom do livro é leve. Trata-se, na verdade, de uma farsa, quase uma comédia – de fato, é difícil não soltar algumas gargalhadas durante a leitura. Para o leitor brasileiro, a comparação com *Memórias póstumas de Brás Cubas* é inevitável. A diferença principal, talvez, é que a morte do narrador, no romance de Machado de Assis, confere-lhe alguma credibilidade. Svevo, no entanto, deixa ao leitor a tarefa de inferir a história de Zeno, já que esta é contada por quem tem menos autoridade no assunto — a própria personagem.

Todos os momentos mais importantes da vida de Zeno, como descritos no livro, são marcados pelo absurdo. Tudo o que se espera culminar portentoso termina esvaziado de forma burlesca. Fora apenas um acidente, como pareceu, ou o último ato de seu pai moribundo foi, deveras, esbofetear o filho no rosto? E que dizer de seu casamento, que ganha todo um capítulo, mas que acabou acontecendo com sua última opção entre três irmãs? Zeno luta incessantemente contra o fumo compulsivo, e as descrições de seus inúmeros últimos cigarros, de sua internação voluntária que não dura mais que algumas horas, suas seduções, manipulações e autoenganos são a mais fina expressão da tragicomédia. É leitura obrigatória para o profissional que trabalha com dependência química.

A crítica literária costuma ler *A consciência de Zeno* como um retrato da sociedade da época. A personagem que dá nome ao livro é a epítome do pequeno-burguês, indolente, presunçoso e mesquinho. O final faz lá alguma crítica social à natureza destrutiva do ser humano. Mas, no caso desse romance, a leitura sociológica só o apequena. A força da obra está nesse indivíduo, Zeno, e não em sua classe, tipo ou sociedade. Pode-se dizer que terminamos o livro sem saber quem ele é, como ele mesmo mal se conhece e como a psicanálise falhará sempre em conhecê-lo. Mas, finda a leitura, nada mais se mostra de forma tão clara, em sua impossível opacidade, quanto esse maravilhoso e ridículo indivíduo.

33

UM CERTO CAPITÃO RODRIGO
DE ERICO VERISSIMO

Fernanda Ferla Guilhermano
Luis Souza Motta
Luiz Gustavo Guilhermano

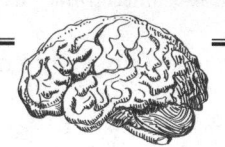

Erico Verissimo, filho de Sebastião Verissimo da Fonseca, proprietário de uma farmácia, e dona Abegahy Lopes, modista, nasceu em 1905, em Cruz Alta, interior do estado do Rio Grande Sul. Em 2017, o município natal do escritor contava com 60 mil habitantes, o que nos leva a supor que, em sua época de infância e adolescência, quando acompanhava as conversas no balcão da farmácia do pai, Cruz Alta talvez contasse com menos de 20 mil habitantes. Ele próprio foi sócio da farmácia de um amigo do pai quando jovem adulto. Nas pequenas cidades do Rio Grande do Sul, os donos de farmácia costumavam ouvir muitas histórias de vida e ficavam sabendo de intimidades das pessoas tanto porque elas as revelavam em confiança quanto porque, não tendo acesso a um médico, elas "consultavam" com o farmacêutico, ou, ainda, porque, pela própria natureza da prescrição médica, eles deduziam as enfermidades que acometiam seus clientes.

A experiência de acompanhar o pai certamente conferiu um olhar médico a Erico Verissimo, o que foi aprimorado por sua sensibilidade e senso de humanidade, bem como pelas enriquecedoras leituras de seus autores favoritos. Pessoas que o conheceram pessoalmente declaram que era um homem de olhar profundo, muito atento e que de forma muito arguta era capaz de rapidamente mostrar que compreendia e considerava seu interlocutor. Também dizem que era muito cuidadoso com tudo que escrevia, procurando certificar-se da correção dos contextos em que eram ambientados seus escritos; muitas vezes, construía suas personagens baseando-se em características de pessoas de seu conhecimento próximo. Até 1920, Erico acompanhou o pai junto à farmácia e ao dispensário anexo a ela. Depois foi cursar o ginásio no tradicional Colégio Cruzeiro do Sul, que pertencia à Igreja Episcopal Brasileira, em Porto Alegre. Em seu último ano letivo, 1922, quando concluiu o curso, seus pais se separaram: Sebastião era um homem gastador e mulherengo e dona Bega (Abegahy), ao contrário, uma mulher econômica e reclusa. Endividado, o pai perdeu a farmácia. Erico, a mãe e seu único irmão, Ênio, passaram a morar na casa dos avós maternos.

Erico empregou-se como balconista do armazém de seu tio Américo Lopes e, depois, no Banco Nacional do Comércio. Nessa época admirava o estilo de Euclides da Cunha e Machado de Assis, e ensaiava sua primeira literatura. Em 1926, em Cruz Alta, tornou-se sócio da Farmácia Central, junto com um amigo do pai, mas faliram em 1930, porque os clientes pouco liquidavam as contas. Teriam sido as consequências globais da crise da Bolsa de Nova York em 1929?

Além de farmacêutico, deu aulas particulares de literatura e língua inglesa. O ano do fechamento da farmácia coincidiu com a última vez que viu o pai, que, engajado à Revolução de 1930, resolveu mudar-se para Santa Catarina. No fim do ano, Erico decidiu transferir-se para Porto Alegre, onde iniciou sua carreira de editor junto aos irmãos Bertaso, assumindo a redação da *Revista do Globo*. Casou-se com Mafalda Volpe em 1931, com quem teve um casamento estável e duradouro. Tiveram dois filhos, Clarissa e Luis Fernando. Contrastando com o estilo do pai, um *bon vivant*, Erico se descrevia cultivador da paciência e sujeito a "tristezas de bugre".

Em entrevista dada à amiga Clarice Lispector no final dos anos 1960, Erico Verissimo revelou que frequentemente era procurado por leitores que lhe pediam conselhos sobre suas vidas. Sentindo-se honrado pela confiança, ele os aconselhava séria e gratuitamente, e, para sua surpresa, com frequência seus "pacientes" melhoravam. Assim, postumamente, podemos dizer que Erico Verissimo era nosso "colega" honorário. Na descrição de suas personagens mostrava muito conhecimento de psicologia e psiquiatria. Sabe-se que tinha amigos psiquiatras, mas, na maioria dos casos, simplesmente se inspirava na observação do perfil comportamental de seus conterrâneos e contemporâneos. Em seu livro *A psiquiatria de Machado de Assis*, o psiquiatra José Leme Lopes afirma que personagens podem ser encaradas como representativas de aspectos da personalidade de seu criador, uma síntese de experiências íntimas pessoais, observação da realidade social circundante e de sua filosofia de vida; por sua vez, Erico Verissimo não se distancia muito disso.

Erico também assume cargos importantes ao longo da vida, foi diretor do Departamento de Assuntos Culturais da União Pan-americana (OEA), em Washington, por três anos a partir de 1953, e participou de inúmeros eventos de divulgação da literatura brasileira nos Estados Unidos e também de reuniões de cúpula da OEA na América Latina.

Em 1947, passa a escrever sua obra-prima, uma epopeia gaúcha, a trilogia *O tempo e o vento*: *O continente*, *O retrato* e *O arquipélago*, totalizando 2,2 mil páginas, que recriam de forma romanceada a história do Rio Grande do Sul de 1745 a 1945. Nessa obra, estão as principais personagens criadas por Erico: Ana Terra e o Capitão Rodrigo Cambará.

A obra de Erico Verissimo é traduzida em vários países, tem várias adaptações ao teatro, televisão e cinema, assim como inspira obras musicais e até enredos de escolas de samba, tendo sido ele um dos escritores brasileiros mais lidos do século XX. Informa Lispector que, junto com Jorge Amado, é um dos primeiros escritores brasileiros a viver profissionalmente de direitos autorais.

POR QUE LER?

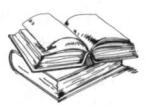

Afinal, que tipo de homem seria capaz de chegar ao ponto de encontro, a venda do Nicolau, de um pequeno vilarejo, Santa Fé, no interior do Rio Grande do Sul, em uma tarde ensolarada de outubro de 1828 e se apresentar dizendo: "Buenas e me espalho! Nos pequenos dou de prancha e nos grandes dou de talho"? Que tipo de pessoa teria tamanha desfaçatez e audácia? Por certo, o Capitão Rodrigo Cambará.

O Capitão Rodrigo era um homem de 35 anos, de cabeça altiva, dotado de um estilo simpático e desafiador, tendo uma expressão cômica nos olhos e um olhar de gavião, que irritava e ao mesmo tempo fascinava as pessoas. Tinha muita "prosápia" (orgulho, vaidade, jactância) e um ar de superioridade. Aqui demonstrados o sentimento de grandiosidade, a autoestima inflada e as ideias de grandeza. Caracterizando seu estado afetivo hipomaníaco bipolar, dizia sobre si próprio: "Não tenho meias medidas. Ou é oito ou oitenta". E também: "Sei que sou meio esquentado e às vezes falo alto demais. É que gosto muito da vida". Ou "Viver é muito bom. Às vezes a gente tem tanta força guardada no peito que precisa fazer alguma coisa pra não estourar". Sobre seu estilo inquieto e andarilho, afirmava: "Só árvore cria raízes no chão".

Sobre ele, os outros diziam que, embora tivesse um jeito simpático, era atrevido, de aspecto meio indecente, prosa e fanfarrão. Mulherengo, relata que, em certa ocasião, tinha ido para a cama com três mulheres simultaneamente e dera conta das três, caracterizando promiscuidade e hipersexualidade. Era também jogador e beberrão, esbanjador de dinheiro, não vocacionado ao trabalho regular, homem de sangue quente, gostava de guerras e aventuras. Dizia: "A coisa mais linda do mundo é uma carga de cavalaria em campo aberto". Em épocas de paz, sentia-se um peixe fora d'água. Desafiador de autoridades – "Governo é governo e sempre é divertido ser contra" –, gostava de "pândegas" (festa ruidosa com comidas e bebidas), fandangos, jogatinas, carreiras, rinhas de galo, música, trovas, barulho, confusão, peleias e comilança. Era imprevidente, por vezes ia para a capital depois de trabalhar algum período e gastava até o último patacão em farra com bebida, jogos e mulheres. "Mañana es outro dia." O envolvimento excessivo em atividades prazerosas e de alto risco, a impulsividade e imprevidência estão bem caracterizados, assim como o abuso de bebidas alcoólicas. Bipolares têm de 4 a 8 vezes mais chance de se tornar alcoólatras, e esse transtorno associado piora o curso da doença e a resposta ao tratamento, com mais baixos índices de remissão e adesão ao tratamento.

Em seus versos se definia, demonstrando sua onipotência e impetuosidade:

> Sou valente com as armas
> Sou guapo com um leão
> Índio velho sem governo
> Minha lei é o coração.

Nos idos de 1828, Rodrigo cometeu a heresia de tocar violão e cantar no dia dos mortos, mostrando seu atrevimento e desprezo pelas convenções da época. Achava o casamento um desastre, uma prisão, uma espécie de morte.

Sobre sua linhagem genética, dizia: "Cambará macho não morre na cama", pois não morriam de doenças, mas em desastres, peleias ou guerras. Assim, caracteriza a linhagem genética de estados de humor hipomaníacos e maníacos nos homens de sua família, sem juízo crítico sobre os problemas acarretados por esse estilo de funcionamento, e gaba-se disso envaidecido.

Zombava que, ao morrer, desejaria ir para o inferno porque no céu ouvia dizer que não havia nem carreira nem bebida nem baile nem mulher. Julgava as pessoas boas e direitas, que iam para o céu, uma gente muito aborrecida.

Seu inimigo, Coronel Ricardo Amaral, recomendando que ele fosse embora do povoado de Santa Fé, disse-lhe: "Se vosmecê é potro que não se doma, muito bem, é porque não pode viver no meio de tropilha mansa". Esse desafio estimulou-o, ainda mais, a permanecer e a roubar a noiva do filho do Coronel, Bibiana.

Em Santa Fé se dizia: "Onde está o Capitão Rodrigo não há tristeza". Aos poucos conquistou toda a população do vilarejo, com exceção do sogro, Pedro Terra. Era alegre, cantava, tocava violão, pagava bebidas e sabia perder no jogo. O seu humor era tão anormalmente contagiante que pode ser reconhecido com facilidade como excessivo e pode ser caracterizado por entusiasmo ilimitado e indiscriminado. Às vezes também exagerava na ingesta de comida, por exemplo: em certa ocasião participou de uma festança grossa, na qual rolou bebida e comida. Ele falou: "Houve uma hora que eu senti o bucho tão cheio de vinho e churrasco que pensei que ia rebentar".

Por sua vez, Pedro Terra dizia: "Esse tal Capitão Rodrigo é um homem sem serventia. Vive cantando, bebendo e jogando, e tem raiva do trabalho".

Era buscador de novidades, tirara muitas moças de casa e as levara para longe na garupa do cavalo. Depois, quando se cansava delas, deixava-as pelo caminho. O que caracteriza um temperamento hipertímico, buscador de novidades e que desapiedadamente se desapega desses vínculos amorosos transitórios com facilidade, parecendo não se importar em como ficavam as moças abandonadas.

Tinha ocasiões de "macambúzio" (melancolia) e irritabilidade, como quando estava difícil conseguir namorar Bibiana, caracterizando um possível episódio do polo depressivo.

Rodrigo gostava de casa cheia e sempre levava amigos para almoçar e jantar; sua cordialidade era tão grande que, não raro, chegava a ser agressiva. "Mais feijão? Mas vosmecê está me fazendo desfeita!" E era com quase brutalidade que botava feijão no prato do convidado. Ele não sabia fazer nada com calma e jeito. Não punha um objeto em cima da mesa, atirava-o. Quando se despia à noite, jogava as roupas para todos os lados.

Não sabia beber um copo de água ou de vinho devagar, tomava em goles largos, fazendo muito ruído e, no fim, estralando os beiços. Bibiana, por vezes, achava que, ao lado dele, estava levando uma "vida de gente louca", que não era uma vida decente e que nem poderia mesmo durar todas as noites de amor ardente. Os ardores do marido a sufocavam. Ele era tão alegre, tão descuidado, tão barulhento, tão engraçado.

A vida do casamento, sedentária e atrás do balcão da bodega o aborreceu tanto que começou a ficar irritadiço e inquieto. Não era homem para uma mulher só, seu desejo era correr mundo, sem pouso certo, sem obrigação marcada, trocando de mulher, jogando cartas ou osso, apostando em carreiras de cavalos ou em rinhas de galos e, para variar, participando de umas peleias (peleja, briga). Morria de aborrecimento com o trabalho ao balcão em sua bodega. Ao nascimento de sua segunda filha, seu comportamento havia deteriorado de tal forma que era o assunto predileto de Santa Fé. Não vendia um copo de cachaça sem beber outro junto com o freguês, gastava um dinheirão com jogos e com uma amante jovem. Divertia-se ensinando palavrões para o pequeno filho Bolívar. "Um homem deve saber dizer nomes feios. Dizer nomes é coisa que alivia a alma", caracterizando coprolalia.

Um dia, seu cunhado Juvenal disse: "O Rodrigo desse jeito vai mal. Gasta demais e trabalha de menos", demonstrando prodigalidade. Por sua vez, seu amigo padre Lara falava que Rodrigo levava uma vida de perdição e vadiagem.

Em certa ocasião, de tão entediado, expulsou um freguês da venda: "Raspa!". Um fogo lhe ardia no peito, pondo-o um formigueiro em todo o corpo. Era uma sensação de angústia, um desejo de dar pontapés, quebrar cadeiras, furar sacos de farinha, esmagar vidros de remédio e sair dizendo nomes a torto e a direito. Mandou tudo para o diabo e montou no cavalo saindo em disparada para banhar-se nu em uma cascatinha. Caracterizava-se aí um episódio de mania, pela impulsividade, o descontrole da raiva, a agressividade manifesta, a inadequação social e a inconsequência de suas atitudes.

Passou a perder muito no jogo, as despesas aumentaram, e ele deixava a mulher em casa cuidando dos filhos e ia para o meio do povaréu dançar e cantar.

Após a morte da filha Anita, arrependeu-se de estar em uma noite de jogatina e não ter acompanhado a mulher no cuidado da filha, teve uma crise de muito choro e arrependimento, com um tempo de luto adequado, mas sintomas tão profundos que poderiam caracterizar um episódio de depressão maior. Após isso, por um tempo cuidou melhor do negócio e permaneceu mais caseiro. Mesmo assim, as finanças iam mal porque era uma época difícil, na qual ninguém pagava as contas, sabia-se da proximidade de uma guerra civil.

Quando foi desprezado pela amante alemã, Helga, ficou muito decepcionado. A decepção se transformou em uma espécie de ressentimento, e o ressentimento em fúria. Passou a tratar a mulher e os filhos com uma impaciência irritada, cuidou mal do negócio, mergulhou fundo no jogo. Caracterizando a perda de interesse e prazer, o humor irritável e a diminuição de energia, temos aqui outro episódio depressivo. Metia-se em carreiras, apostava alto e, às vezes, provocava brigas. Reunia-se com tropeiros e peões, ficando horas a jogar, blasfemar (rogar pragas, ofender a Deus) e a contar histórias de guerras, mulheres, cavalos e apostas. Aumentou o consumo de álcool e o vício pelo jogo, e as dívidas cresceram. No jogo, ficava cansado, irritado, mas não queria dormir. Aqui fica evidente um funcionamento psíquico que se agravou da hipomania para a mania.

Era estabanado, o que caracteriza uma alteração cognitiva da hipomania e da mania, a distraibilidade, uma alteração da função simples do ego atenção, e era também esquentado, sendo que, onde estivesse, sempre havia perigo de barulho, mais uma vez ficando bem pronunciada a exaltação do humor. Com o Capitão Rodrigo "Não tinha meio-termo, com ele era risada ou choro, beijo ou bofetada, festa ou velório", como menciona o autor.

Após aderir à Revolução Farroupilha, voltou para casa e tentou, atabalhoadamente, relatar a Bibiana os acontecimentos vividos naqueles meses, mas falava tão rápido que não chegava a terminar as frases que principiava, caracterizando aceleração de pensamento e fuga de ideias. Quase ao final da narrativa, o padre Lara disse a Rodrigo que ele se arriscava demais. Outra vez, fica evidente o comportamento de exposição a riscos.

Em nosso ponto de vista, o Capitão Rodrigo Cambará era portador de um temperamento hipertímico, com episódios mistos e depressivos de várias intensidades, que teve má evolução, tendo como doenças associadas transtorno de uso de álcool e transtorno do jogo, além de vida instável, piorando para uma franca mania e um comportamento suicida ao assumir um risco excessivo ao ir à frente de todos na invasão à mansão dos Amaral, o que provocou sua morte. Intensamente afetuoso, foi muito querido e quase toda a população de Santa Fé foi a seu enterro, levando seu caixão em pulso até o cemitério.

Literalmente é fácil encontrarmos nessa personagem de Erico Verissimo, conforme a quinta edição do *Manual diagnóstico e estatístico de transtornos mentais*, da American Psychiatric Association, os critérios necessários para o diagnóstico de transtorno bipolar e transtornos relacionados, que representam o entendimento moderno do transtorno maníaco-depressivo clássico, ou psicose afetiva, descrito no século XIX. Rodrigo Cambará apresenta um transtorno bipolar com a presença frequente de "anormalidades" no estado de humor, com duração de dias, semanas ou meses, e que podem ser descritas como (a) episódios maníacos, (b) episódios hipomaníacos ou (c) episódios depressivos maiores.

Em 1928 não havia tratamento disponível para esse transtorno, hoje, no entanto, causa admiração o quanto há negação sobre o diagnóstico e recusa em realizar tratamento para essa doença tão evidente, tão frequente e tão deletéria, sendo que há tratamentos bastante eficazes, baratos e bem tolerados. Desejamos que este breve relato ajude os profissionais a ampliarem na população geral a percepção precoce desse grave diagnóstico e a implementarem todas as providências terapêuticas necessárias para minimizar suas consequências não só durante os episódios, mas ao longo do curso de vida, inclusive muitas vezes evitando uma morte precoce.

Não menos importantes são as possíveis motivações do autor na construção dessa personagem, que parecem estar nitidamente ligadas a seu pai, Sebastião Verissimo, jogador, mulherengo e perdulário. Bem como na construção de Bibiana, que parece refletir a mãe do autor, dona Abegahy, reclusa e econômica, que ficou cuidando dos filhos depois que Sebastião incorporou-se às tropas da Revolução de 1930, em outubro desse ano, indo para Santa Catarina, última vez em que teriam se visto. A família provavelmente passou por um difícil luto, sem cadáver para prantear. Por meio da arte da literatura, Erico Verissimo conseguiu revivê-lo de forma sublimatória em algumas características de Rodrigo Cambará, bem como simbolicamente trazê-lo de volta a Cruz Alta, quando traz a personagem de volta a Santa Fé no final do livro, após ter deixado a família para incorporar-se à Revolução Farroupilha, para ali vir a morrer e ser enterrado. Na ficção literária, Verissimo consegue dar essa oportunidade a sua família, quando, no penúltimo parágrafo do livro, Bibiana pensa: "Afinal de contas para ela o marido estava e estaria sempre vivo. Homens como ele não morriam nunca". E o livro é finalizado com Bibiana, junto dos filhos Leonor e Bolívar, lançando um olhar para a sepultura e pensando a última frase do livro: "Podiam dizer o que quisessem, mas a verdade era que o Capitão Cambará tinha voltado para casa". Assim também eternizou seu amor e sua admiração pelo pai nos aspectos encantadores do Capitão Rodrigo, um dos personagens mais queridos de toda a arte literária brasileira em todos os tempos.

IMPRESSÃO:

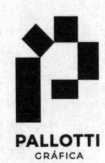

PALLOTTI
GRÁFICA

Santa Maria - RS | Fone: (55) 3220.4500
www.graficapallotti.com.br